U0295172

宝贝呵护手册

新手爸妈的第一课

徐海钧 马思敏◎著

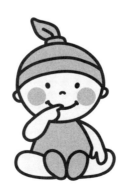

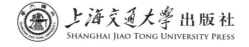
上海交通大学 出版社
SHANGHAI JIAO TONG UNIVERSITY PRESS

内容提要

本书前半部分以专业妇产科医生角度来正确科普孕产期的健康知识和疾病要点，帮助新手爸妈缓解孕产期焦虑，减少不必要就医，陪伴新手爸妈顺利度过孕产期。后半部分以专业儿科医生角度来正确科普婴幼儿期的育儿知识，帮助新手爸妈科学应对宝宝出生后将要经历的一些过程，掌握可能会用到的疾病知识。希望新手爸妈手握此书，能够科学育儿不焦虑！

图书在版编目（CIP）数据

宝贝呵护手册：新手爸妈的第一课 / 徐海钧，马思敏著 . —上海：上海交通大学出版社，2023.3

ISBN 978-7-313-27191-4

I. ①宝… Ⅱ. ①徐… ②马… Ⅲ. ①妊娠期-妇幼保健-基本知识 ②产褥期-妇幼保健-基本知识 ③新生儿-护理-基本知识 Ⅳ. ①R715.3 ②473.72

中国版本图书馆CIP数据核字（2022）第135814号

宝贝呵护手册：新手爸妈的第一课

BAOBEI HEHU SHOUCE：XINSHOU BAMA DE DIYIKE

著　　者：徐海钧　马思敏

出版发行　上海交通大学出版社　　　地　　址：上海市番禺路951号

邮政编码　200030　　　　　　　　电　　话：021-64071208

印　　制：苏州市越洋印刷有限公司　　经　　销：全国新华书店

开　　本：880mm×1230mm　1/32　　印　　张：9.5

字　　数：211千字

版　　次：2023年3月第1版　　　　　印　　次：2023年3月第1次印刷

书　　号：ISBN 978-7-313-27191-4

定　　价：78.00元

序 一
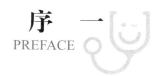

PREFACE

　　拿到马思敏医生的这本《宝贝呵护手册》时，在我脑海之中浮现的是十几年前的那一幕一幕。对于新手爸妈，我想每个人都应深有体会。至今还记得十几年前，孩子的那一声啼哭与第一次睁眼，都是我们一生中最温暖、最触碰心灵的重要时刻。感同身受，那是世界上最美妙的画面，完成人的一生中从男/女孩到父/母亲角色的转变。我也是一名儿科医生，回想起那时，也难免因"小天使"的降临让自己手足无措。我想在这人生的特定阶段中，这些问题应该是存在共性的。如果能有一本浅显易懂、令人过目不忘的读本带给广大的新手爸妈，那么我想这应该是能大大缓解作为新手的焦虑。

　　"呵护"二字其实大有学问，新生儿的喂养、日常的护理、常见疾病的识别与第一时间处理、大脑的发育、行为的发育、语言的发育、发育里程碑的监测、不同阶段生命周期的管理，诸多方面都是需要家长所考虑的。这当然对于新手父母来说是项较大的挑战。但当读完马思敏医生这本书时，我很畅快，因为这是一本毫不生涩的非专业口袋用书。它让我甚至无需消化和理解就能很快找到我想要查阅的内容。我很开心，因为马思敏医生在书中所涵盖的内容与阐述形式都透露着专业素养与业务功底，没有多

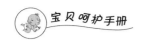

年实战经验的医务工作者是不可能写出如此用心且实用的内容。我相信这本读物可以很好的帮助新手爸妈们与孩子共同成长。

走进复旦大学附属儿科医院，石碑上刻着："一切为了孩子"。作为儿科人，这是一项责任，也是一份承诺。从马思敏医生离开儿科医院到本书出版已过去将近6个年头，从医学生到医生，从体制内到体制外，能持续不断的在医学中精进实属不易。当她将书发给我的时候，令我感到欣慰，我明白她的内心深处仍保留着那颗初心。而作为儿科专业的医生，内心最重要的恰恰是时刻怀揣着这颗"爱心"。

每一个宝贝都是家庭的小天使，在孕育宝贝的过程中，新手父母会有焦虑、担心和喜悦。我特别希望每一位新手爸妈在孕育宝贝过程中，能成为科学的成长型父母。医生与孩子父母都有一个共同且唯一的目标：宝贝健康成长。本书可以帮助新手爸妈更快进入角色，更全面的了解神奇的宝贝成长过程。

婴幼儿疾病具有变化快、进展迅速、发病隐匿等特点，儿科人所不懈追求的就是要将疾病阻挡在开始之前。"不治已病治未病"，本书以先导的形式将新手爸妈提前培养成为科学的养育者，我将与你们共同期待马思敏医生的这本手册，在科普之余也是帮助更多的家庭建立科学育儿的理念。

周文浩

主任医师、教授、博士生导师

复旦大学附属儿科医院副院长

上海市出生缺陷防治重点实验室副主任

中华医学会儿科学分会新生儿学组组长

上海医学会新生儿学组组长

序 二

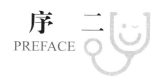

PREFACE

2016年，世界卫生组织（WHO）提出："生命最初1000天，改变一生，改变未来"。

研究表明，孕产期保健的意义，不仅仅是传统意义上的帮助分娩，而是将多哈理论（健康与疾病的发育起源理论）应用于整个保健体系，减少母婴的健康风险。

随着时代的发展、优生优育政策的不断推进，我们也一直在探索保健窗口前移的新方法。

本书的作者徐海钧医生是上海市静安区妇幼保健所的一名资深的妇保科医生，也是一位优秀的妇幼健康教育领域的讲师和传播者，有着妇产科临床、保健和管理的丰富经验，亲和力强也善于沟通，很受准爸爸准妈妈们的喜爱。由徐海钧医生领衔指导的"静安区好孕好育1000天"线上线下一体化的健康教育平台，自2017年创设以来，惠及了两万多个家庭，让新手爸妈们科学便捷地获取孕妈和宝宝养育知识和技能。经过多年的努力，我们的"静安区好孕好育1000天"健康科普服务模式，获得了"上海医疗创新服务品牌""上海科普文化基地"等荣誉；我们的服务团队秉承着"孕有方 育有爱"的理念，逐步成长为一支有着高度

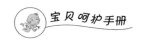

社会责任感和医教研综合能力的健康科普队伍，让更多新时代的孕育家庭在快节奏的工作生活中更有安全感。

此次徐海均医生有幸受邀，将多年来大家最为关心的问题整理成书出版，希望这会是一本适合中国新手父母的看得懂、学得进的口袋书、床头书，陪伴大家度过美好的孕育时光。

王　健

上海市静安区妇幼保健所所长

前　言
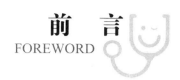
FOREWORD

　　大学毕业的时候，选择了妇产科，因为总觉得产科和其他科室不一样，每天迎接新生命的到来，是充满希望的事儿。到今天，已经12年了，一直在临床工作，认识了很多新手爸妈，门诊的时候除了为准妈妈产检之外，就是各种聊天。从孕期到分娩，也陪伴着小宝宝们一路长大，心中总是满怀喜悦。

　　2017年，为了缓解准妈妈们孕期的情绪焦虑，医院计划尝试以线上互动答疑的形式开展健康教育工作，对我来说，是特别新鲜的尝试。渐渐地，入群交流咨询的准妈妈越来越多，而后，除了线上理论课程和答疑咨询之外，应准爸爸准妈妈的需求还逐渐衍生出了线下的系列实操课程，愈发受到大家的欢迎。

　　2019年我所在的静安妇幼所成功创建了上海市医疗创新服务品牌"静安区好孕好育1 000天"，2020年又被评为上海市科普教育基地。

　　在写前言的时候，特别统计了一下，截至目前，居然已经有两万多个家庭参与过我们的课程和活动，好像真的做了件挺厉害的事儿。

　　在解答问题的过程中，我发现，准妈妈们咨询的大部分问题并非关于疾病，更多的是保健问题、生活常识问题。而大家在医院产检的时候，却很少咨询这些问题，我问准妈妈们为什么，大家说医院环境比较严肃认真，总觉得自己的问题好像不太专业，就不好意思多问。但线上交流环境相对轻松，咨询起来也没有负担，还能和别的准妈妈一起分享经验，焦虑感也减轻了，更能畅所欲言。

时间久了，总结一下，就会意外地发现，原来有很多准妈妈都会关心一些医生看来并不起眼的小事儿，例如民间流传的各种孕期禁忌，偶尔发生的各种不适会不会产生严重的后果，工作和生活的选择与权衡，甚至家庭关系中的矛盾与沟通。尤其是宝宝出生后，遇上隔代育儿理念的碰撞，各种五花八门的问题就更多了。如果我们可以站在医生的角度，及时给出相对科学以及中立的建议，大多数疑惑和矛盾就能被轻松地解决，也减少了准妈妈和新手妈妈不必要的纠结和就医次数。

创建公众号的契机是我大学同寝室的好姐妹马医生，她是一位优秀的儿科医生，同时也致力于儿童保健方面的健康教育工作，我们希望一同以图文形式总结一些大家关心的问题，不仅仅是科普的，还有分享的、解惑的、表达的等等。生命早期1 000天，让育儿的焦虑少一些，难忘的回忆多一些。而对于我们自己来说，也是一种记录。

因为我俩生日只差两天，都是天秤座，又都是医生，于是起名就叫作"Dr天秤妈妈"，这就是咱们公众号名字的由来，而公众号的简介，便是"妇产科和儿科医生的育儿日常"。不知不觉，已经有500余篇原创科普和一百多篇来自爸爸妈妈们的分享。

特别感谢我所在的静安区妇幼保健所给了我从事健康教育工

作的平台，让我感受到了大家满满的信任和不凡的成就感。感谢母校的出版社找到我俩，让我们静下心来去回顾和总结过去五年来的科普之路，重新整理成系统的文字内容，非常希望可以成为爸爸妈妈们的床头育儿百科。

整理的时候我和马医生选择了平时线上或者公众号里大家提问最为频繁的问题，由我负责孕期和产后的高频问题科普，马医生则负责儿保方面的内容，重新修改和更新，也希望这本书正式出版后能陪伴着新手爸爸妈妈们度过特别而又难忘的孕育时光。

Dr 徐的特别鸣谢：

这本书之所以可以顺利出版，除了特别感谢给了我很多科普灵感的家人以及永远最好的搭档马医生以外，还有很多需要感谢的前辈和好朋友。

1. 我所在的医院，永远在背后支持我的同时也放手给予最大程度的信任，给我机会不断充电学习，成为大家信任的 Dr 徐。

2. 上海市第六人民医院产科的李婷主任，当我忐忑地询问她是否有时间为我审稿的时候，她竟然不假思索一口答应了下来，从专业内容到错别字修改，拿到写满密密麻麻修改意见的手稿时，作为后辈实在是满满的感动。

3. 我和马医生的大学同窗 Dr 李，她可能是我认识的眼科医生里最会画漫画的，本书里所有的插图均出自她之手。让晦涩难懂的医学知识变得生动起来。

4. 我和马医生的大学学弟东哥，他是营养科的专家，本书牵涉营养的内容均得到了他专业角度的建议。

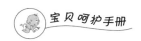

Dr马的特别鸣谢：

1. 首先要感谢徐医生的邀约，虽然在这5年里Dr马时不时拖延症发作，还是在徐医生的鼓励下以自己的专业知识持续不断为大家答疑解惑。在这同时，也帮助Dr马成为更亲民的儿科医生。

2. 感谢Dr马曾经和现在工作过的医疗机构，无论是复旦大学附属儿科医院还是后续的几家私立儿科医疗机构，都让我更好地掌握了本专业的知识和与患儿、家长之间建立良好的沟通和信赖。

3. 感谢导师复旦大学附属儿科医院周文浩教授，让我时刻记得儿科医生的使命，并鼓励我可以做得更多更好！

4. 最后感谢对我们给予支持和帮助的亲友和家人，因为想要抽点时间做点对社会有意义的事儿，离不开家人的鼎力支持！

Dr天秤妈妈　徐医生

目　录

CONTETNTS

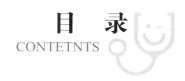

孕期篇

育儿篇

孕 期 篇

备　孕

本节主要帮助备孕中的夫妻学会使用简便的测试方法判断是否怀孕，以及了解身体可能出现的变化。

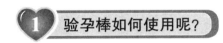

1　验孕棒如何使用呢？

对于备孕中的夫妻，如果女方当月的月经没有如期而至，肯定是会有些小激动吧，是不是宝宝来了？与其忐忑瞎猜，不如用验孕棒检测一下，为了提高准确率，有一些注意事项提醒大家哦！

（1）早孕试纸测试的是尿液中的 β–HCG 含量，由于每个品牌不同，能够检测出的含量值可能也不同，大家在使用前可以阅读一下使用说明。当卵子受精之后，随着日子的延长，数值会越来越高，验孕棒能测出的值越低，我们就能越早知道自己怀孕了。

（2）对于心急的妈妈来说，当然希望尽早知道自己是否怀孕。一天的尿液中，晨尿的 β–HCG 含量最高，所以测试的话建议使用晨尿。到底排卵几天后可以检测呢？对于28天左右来一次月经的育龄女性来说，可以在排卵日（月经开始第1天算起约14天）后6～10天（月经开始第1天算起第20～24天）自测，

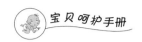

因为此时 β−HCG 含量很低，结果可能为阴性或者颜色非常浅，建议可以一周后复测一次，但如果已经过了月经期，自测结果仍旧不明确的话建议去医院就诊确认。

（3）无论是试纸还是验孕棒，都有一根指示线，需要完全浸没于尿液中才能得到准确结果，根据其使用说明，1～3分钟后读取结果，只要出现了两条红线，就可以判断为怀孕哦！

特别提醒

　　孕1～4周（孕周以末次月经开始的第一天起算）时，准妈妈通常还没有明确怀孕，所以，我们的建议是：从备孕起就要开始及时调整生活状态，做好随时迎接小生命的准备，要远离烟酒、避免熬夜、减少偏食挑食、不要接触有毒有害物质等，以免孕期时时担心。

　　另外，在营养补充方面，我们建议备孕期正常饮食即可，女性可以提前三个月每天补充400 μg叶酸，以避免胎儿神经管畸形，因为虽然食物中也含有叶酸，但是形态较不稳定，为维持体内的叶酸水平，还需要额外补充哦！

2　OMG！我怀孕啦，宝贝给准妈妈的信号

　　宝宝来了除了可以借助验孕棒确认以外，还会给准妈妈哪些信号呢？

　　（1）月经延迟。"大姨妈"延期，这算是最准确的怀孕信号之一了。但是这一点对于本来月经就不规律的准妈妈来说可能就不那么管用了。

（2）乳房发生轻微的胀痛或刺痛。被触碰的时候感觉更加明显，这是怀孕后激素改变引起的，几周后身体会逐渐适应激素的变化，疼痛感可能就会消失，所以准妈妈不必紧张，更不用盲目担心没有疼痛感了是不是宝宝就停止发育了。

（3）疲倦、嗜睡。早孕期的准妈妈可能因为激素变化容易感到疲劳，到孕中期应该就能得到改善。

（4）小便次数增多。怀孕后身体里血液的总量增加，所以尿量也会相应增加。但排尿时一般不会有疼痛或针刺感，如果有明显不适，就要警惕尿路感染，准妈妈记得要及时就诊。

（5）情绪波动。准妈妈容易情绪波动，这是由多种因素造成的，其中最重要的是孕期体内的激素改变，还有家长对新生命即将到来的既期盼又紧张的矛盾心情。这种现象对于一些意外怀孕的准妈妈来说，尤为明显。

（6）身体有肿胀的感觉。虽然宝宝还很小，但是有的准妈妈却已经有了妈妈体态呢。

（7）恶心呕吐。其实1～4周，一般早孕反应并不明显，不过有些敏感的准妈妈可能也会出现类似的不适症状。

（8）阴道出血。有的准妈妈会发现，月经没有准时到来，但会有少量褐色或者粉色分泌物，并误认为是月经，但通常，这种情况下的血量是明显少于平时正常月经的，这种情况可能是受精卵着床时发生的植入性出血，属于正常情况。不过保险起见，一旦发现有少量出血且验孕棒提示可疑怀孕的时候，还是要前往妇产科就诊。因为一些病理性情况，例如：异位妊娠（也就是俗称

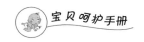

的"宫外孕")或者先兆流产等，也同样会出现停经后的少量出血，需要检查后明确诊断，让准妈妈安心。

宝宝来了，是多么值得欣喜和期待的事，Dr徐也想提醒一下大家，即使验孕棒和身体各种信号都明确表明宝宝的到来，还是需要去医院明确诊断，并且需要告知接诊医生目前身体的状况以及是否具有高危因素，继而得到产科医生的专业建议并且预约产检时间。以上海为例，明确怀孕后还需要到社区卫生服务中心就诊建立档案，至此，就正式成为一名新上岗的准妈妈了，当然，爸爸也同时晋级啦！

孕期禁忌Q&A

本章为Dr徐平时接诊时被咨询得最多的孕期生活禁忌问题，作为新手准妈妈，怀孕后的欣喜和紧张总是相伴而来的，民间的说法更是五花八门，但到底哪些事情可以做，哪些事情不能做，它们有没有科学依据可以参考呢，今天一起来答疑。

 准妈妈可以染发、烫发吗？

随着Dr徐认识的准妈妈越来越多，发现"辣妈"称号早已不是明星艺人的专属，爱美的妈妈越来越多。那么准妈妈到底可以染发、烫发吗？今天一起来讨论下吧！

（1）准妈妈们所问的美发形式有哪些？

一般美发包括有染发、烫发和直发等。而美发的过程中，一般需要用到的相关用品有染发剂、卷发液和固定液等。

（2）这些化学物质会经过美发过程进入到准妈妈们体内吗？

外用的化学剂，一般都可以通过皮肤少量吸收，之后再被身体所排泄。所以，确实会有那么一小部分被准妈妈吸收进入了体内。

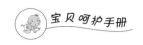

（3）怀孕期间烫发会有什么不良后果吗？

通常，很多药物或化学试剂的临床研究是无法将准妈妈们作为对象的，所以，几乎很难有明确的结果确认这些化学试剂对胎儿是否有影响。不过，曾有相关的动物实验，用比人使用量高100倍的染色剂处理动物皮毛，没有发现对它们后代的发育产生明显影响。所以我们基本认为，偶尔染发并不会对宝宝产生影响。

与染发剂相同，使用卷发液或固定液可能会使头皮有不适的感觉，但通常认为，并不会造成对胎儿的影响。

（4）我是从事美容行业的美发师，现在怀孕了，还可以继续工作吗？

对于专业从事美容美发行业的准妈妈们来说，可能会有以上的担忧。曾经有一项大型研究的结果可以跟准妈妈们分享，如果美发师每周工作时间在40小时以上，每天站立时间在8小时以上，并接触大剂量的漂白剂和染发剂，其流产风险确实会有轻度增加。

另外，在20世纪80年代的研究资料中曾发现，美发师发生流产、怀孕困难、胎儿出生体重低的危险性相比不从事该项工作的人群有所增加。不过在其后1991—1993年间的另一项研究资料却未发现有类似结果。这可能与美发产品成分的改良以及工作环境的改善有密切关系。

对于美发师来说，注意工作场所通风，带好防护口罩、手套，工作间歇及时休息等，都可以避免可能对宝宝产生的不良影响。

（5）许多妈妈在经历了难熬的孕期和月子后希望放飞自我，整理形象，那么，哺乳期美发安全吗？

目前还没有找到关于哺乳期美发产生不良后果的研究和调

查的相关资料。一般来说，化学物质通过头皮吸收进入母亲血液后，再分泌到乳汁再被宝宝吸收的量可以说是微乎其微。而且Dr徐身边爱美的妈妈数不胜数，宝宝满月要烫发、百天要烫发，周岁了还要烫发，并未发现有妈妈因为美发而对宝宝造成了什么不良影响，当然，毕竟是化学制剂，也不要太过频繁地使用。最后再啰嗦一句，宝宝总是对于任何新鲜事物都存在好奇心的，妈妈们还是要小心不要让宝宝啃了你们的头发哦！

 准妈妈可以看电影吗？

　　每当有电影大片上映，Dr徐就会收到海量的咨询，怀孕了就要告别电影院吗？小宝宝在肚子里的时候听力又是怎么发育的呢？准妈妈的日常生活会不会对他们有所影响呢？

　　（1）孕21～24周，宝宝感觉发育的重要时期。

　　进入孕中期，宝宝的内耳已经发育成熟，可以将声音转化为神经信号传至大脑，胎儿开始对声音有反应，大的声音可能会使宝宝受到惊吓，做出紧缩四肢或眨眼的反应。所以建议准妈妈要注意管理好自己的情绪，尽量不要大喊大叫，也希望准爸爸多多体谅，多与准妈妈沟通，不要激化矛盾，以免争吵时的激烈情绪和巨大声响吓到宝宝。这也是很多妈妈觉得自己情绪激动的时候宝宝好像也比较活跃的原因之一。

　　从这个阶段开始，不建议准妈妈们去过度嘈杂的环境，例如派对式的KTV、演唱会（尤其摇滚类）、电影院里观看情节过于跌宕起伏的电影（如灾难片）等，这样的环境往往人员过度密

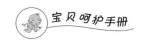

集，通风不佳，氧气含量不足，准妈妈容易出现胸闷心慌；此外，剧烈的音效也可能让宝宝害怕。

当然，也不是让准妈妈们断绝一切娱乐活动，温情的电影、音乐会等都是孕期特别好的娱乐活动，也是胎教的良好选择。

（2）孕25～28周，准爸爸参与胎教更棒。

这个阶段的宝贝在听到熟悉的声音后，心率可能降低，这是平静下来的表现，宝贝听力发育后听到低沉稳重的声音更容易有安全感。所以对于日常的家庭胎教来说，比起声音音调高的准妈妈，准爸爸才是胎教的不二人选，各位爸爸，还在等什么呢？这可是和宝宝建立亲子关系的大好机会哦！唱歌讲故事之前，别忘了自我介绍，不求唱得多动听，重要的是让宝宝认识这就是世界上最爱他（她）的人的声音。

（3）准妈妈看电影注意事项。

了解了宝宝听力发育的规律后，我们回到看电影，有一些小贴士分享给大家。

① 我们通常认为电影院声音比较大，显得嘈杂，个别音效又总是以吓人一跳为目的，所以爸爸妈妈们会担心影响宝宝的听力，其实宝宝和外界隔着羊水、子宫、腹壁组织和皮肤等，重重缓冲后，宝宝可以接收到的音量已经很小，整场电影的音量并不会影响宝宝的听力。但尽量避免灾难片、恐怖片等题材，它们短时间内爆发式的剧烈声响还是可能会吓到宝宝。

② 爸爸妈妈们在选择电影的时候对于影片类型要有所了解，恐怖片、灾难片、亲情片等可能会让本就处于孕期激素水平较高、情绪容易波动的准妈妈们短时间内出现大喜大悲、大哭大惊的情况，虽然电影本身并不会对宝宝听力产生什么影响，但是妈

妈的情绪却会影响到宝宝的，如果准妈妈难以在短时间内走出情绪低谷，那可真是得不偿失了。所以画面唯美的、内容温馨的影片是我们推荐的选择。

③ 看电影时注意安全，尤其在电影放映期间需要离开座位去上洗手间的时候，准爸爸务必亲自陪同，电影院里环境比较昏暗，地上的台阶容易看不清楚，大家千万要小心，避免发生意外。

注意以上几点，妈妈就可以放心地去看电影啦。孕期是一个正常的生理过程，大可不必处处小心翼翼，任何健康的娱乐活动都可以参加，但也需要考虑身体状况，合理控制量和度，毕竟安全第一嘛！

3 准妈妈到底可以吃大闸蟹吗？

秋风起，蟹脚痒。每年到了秋天，新一轮的准妈妈们就会一边咽着口水，一边咨询："Dr徐，孕妇到底可以吃大闸蟹吗？听

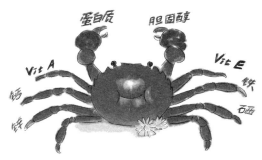

大闸蟹含有丰富营养

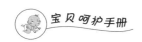

说吃了大闸蟹容易流产，就算生出来了，也会吐泡泡，吓得我拿起来放下来，拿起来又放下来。"所以我们一起来看看，准妈妈不能吃大闸蟹，到底有没有科学依据。

大闸蟹属于河蟹的一种，营养成分非常丰富，下面我们就来看一下大闸蟹所含的营养成分以及准妈妈在孕期不同阶段所需的营养成分吧。

每 100 g（2 两）河蟹营养成分（可食用部分）

蛋白质 （g）	维生素 A （µg）	维生素 E （mg）	钙 （mg）	铁 （mg）	锌 （mg）	硒 （µg）
17.5	389	6	126	2.9	3.68	56

数据来源：中国食物成分表（第二版）

孕期营养元素推荐表

孕期	蛋白质 （g）	维生素 A （µg）	维生素 E （mg）	钙 （mg）	铁 （mg）	锌 （mg）	硒 （µg）
孕早期	55	800	14	800	20	11.5	50
孕中期	70	900	14	1 000	25	16.5	50
孕晚期	85	900	14	1 200	35	16.5	50

数据来源：《中国食物成分表》《中国居民膳食营养素参考摄入量》

大闸蟹可以为孕妇提供多种所需的营养成分，促进胎儿的生长发育。例如维生素 E，除了具有较强的抗氧化作用外，还能调节孕妇的性激素水平，有一定预防流产作用；而硒既有抗氧化作用，还能增强人体免疫力。

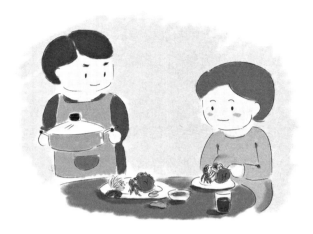

孕妈妈需要均衡适量饮食

所以，从营养学来看，孕妇并没有禁食大闸蟹的必要，不过Dr徐站在妇产科医生的角度上，还是给大家一些小小的建议哦！

（1）孕妈妈常容易感到胃部不适，除了孕期激素改变的原因之外，还有一部分是因为宝宝不断长大，占领了原本胃的空间，胃排空的速度变慢。这使得很多准妈妈常常饭后不久就觉得饿，吃了一点又觉得很饱，嘴巴很馋，但是胃塞不下了。所以我会提醒准妈妈们，孕期少食多餐，随身准备小点心。大闸蟹蛋白质含量丰富，本就不易消化，对准妈妈来说，更是有点难，所以如果孕前就嗜蟹如命，更要在孕期控制自己的口腹之欲，尝鲜为主，适量就好，不能把肥美的大闸蟹当饭吃，一旦吃多了，虽然不影响宝宝发育，但是自己可就受罪了。

（2）在人体器官中，子宫和肠道的关系就像邻居，大闸蟹作为一种高蛋白的食物，很容易腐败变质。所以，我们提醒准妈妈

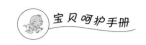

一定选择鲜活的大闸蟹食用，吃得过多或者吃了不新鲜的大闸蟹都可能引起肠胃不适，万一引起腹泻不仅需要药物治疗，剧烈的肠蠕动还可能会影响作为邻居的子宫，从而诱发宫缩，这可实在得不偿失了。

所以，大闸蟹不是不能吃，只是需要适量吃，不能当饭吃，每年菊香蟹肥的好时节里，希望所有准妈妈都吃得开心、吃得安全。

 宝宝OR宠物，难道真的不能兼得？

随着社会的进步和时代的发展，不少家庭都有了宠物。然而变身准妈妈后，亲朋好友总会忍不住提醒，说什么宠物身上充满了病毒病菌，会影响宝宝发育之类的话。尤其是"弓形虫"，被大家频频提及，甚至把宠物和弓形虫直接画上了等号，不少准妈妈虽然嘴硬不愿送走小宠物，但是内心往往也是纠结不已。那么从医学的角度出发，我们一起来看看，宝宝&宠物，到底可以兼得吗？

（1）什么是弓形虫病？

弓形虫病是由于感染了刚地弓形虫而引起的一种人畜共患病。在人体多为隐性感染，不会有症状；弓形虫是孕期宫内感染导致胚胎畸形的重要病原体之一，胎儿在母体内通过胎盘被感染，称为"先天性弓形虫病"。

（2）怎么会感染弓形虫？

① 猫是弓形虫的常见"载体"，猫感染弓形虫并不发病，也没有特别症状，寄生虫寄生在猫的肠道黏膜上，通过猫粪排出的

包囊能在泥土中存活一年半之久。不过，弓形虫不耐高温，在80℃以上一分钟即可被杀死。而狗狗虽然有可能会感染弓形虫，但是不会有症状，弓形虫也无法在狗狗的体内繁殖，所以并不具有传染性。一些家庭发现女主人怀孕了，就赶忙把狗狗送走，实在是没有科学依据。

② 我们再来说一种常被准爸爸准妈妈忽略的传染途径，那就是其实在生的畜肉（尤其是牛羊肉）、生鸡蛋、未经消毒的牛奶、羊奶中均可发现弓形虫，所以不养宠物不等于不会被感染，尤其对于喜欢接触大自然，天气晴朗就要往户外跑的准妈妈来说，饮食习惯务必注意，生肉、现挤鲜奶等不要轻易尝试。上文中提到，弓形虫不耐高温，只要吃新鲜的食物并经高温煮熟，就不会有被感染的风险。

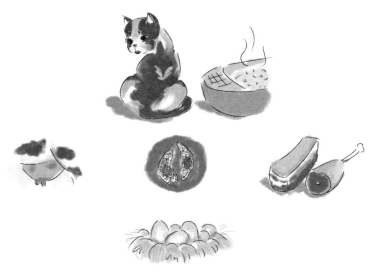

弓形虫的传染途径

15

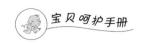
（3）弓形虫的感染途径：哪些人容易感染弓形虫？

无保护措施下清理猫的粪便（"铲屎官"的工作在怀孕后可以移交给准爸爸了。或戴好手套，以及清理后确保清洁双手）、食用未煮熟的被污染的肉食。免疫力低下人群容易被感染，孕期准妈妈通常免疫力较孕前有所降低，所以在相同条件下，孕妇确实是被感染的高危人群。

（4）曾经感染过弓形虫，以后还会感染发病吗？

一般来说，成人感染弓形虫并不发病，会在半年内产生抗体，所以母亲怀孕前半年或半年以上感染过弓形虫，就有了对弓形虫的免疫力，目前来看，这种免疫力可保持终身，既往感染过弓形虫的准妈妈不用担心对胎儿造成影响。

所以弓形虫抗原抗体检测可以作为女性孕前检测的常规项目。备孕女性至少提前半年进行检查。

孕前检测真的非常重要，Dr徐接触了非常多因孕前对于弓形虫没有进行检测，孕期发现弓形虫感染而百般纠结的孕妇，希望大家不会经历她们的纠结。

当然，科学总是不能绝对，医学更是如此，虽然目前认为既往感染弓形虫的妈妈一般相对安全，但是还是不建议大家解放天性，生啖牛羊肉，这还是存在风险的。

（5）感染弓形虫的危害。

相信这点大家都不陌生，孕妇感染弓形虫，可能引起流产、胎停、出生缺陷等。Dr徐在门诊听到的弓形虫可能引起的后果和可能传染的途径都已经被夸张到人心惶惶，比如摸一下、被抓一下就会感染，很多准妈妈走在路上看到猫猫狗狗就如惊弓之鸟，甚至都不让邻居家的宠物出门，不但影响了邻里和睦，而且这种过分紧张的心态也会容易影响宝宝。我们再强调一次，弓形虫存在于猫咪的粪便中，是通过食物传染（也就是不小心吃到嘴里），遇到可爱的家养小动物摸一下、碰一下都不可能被感染。

孕前做好全面检查，孕期配合医生做好产检，比在家胡思乱想更重要。

（6）如何预防弓形虫感染？

需要声明的是，我们不鼓励没有养宠物经历的妈妈从孕期开始收养小宠物，因为妈妈没有经验、体力不足、免疫力较低，如果自我保护意识不强，即使没有感染弓形虫，也会有引起别的身体不适的可能性。比如有的妈妈一接触猫猫狗狗就发生了毛发过敏等。

我们今天想要讨论的是，在许多家庭中，宠物早就已经是家中的一员，就像很多妈妈给我们留言的，宠物的存在让宝宝变得更有爱心、责任心，过敏也很少发生；这种说法虽说缺少严谨的科学统计数据，却也是大家的切身感受，所以我们并不提倡怀孕后就强行让妈妈和宠物分离，这样反而容易影响妈妈的情绪，也就得不偿失了，那要让准妈妈和宠物宝贝们和谐共处，我们应该怎么做呢？

① 家中宠物定期体检，按时免疫接种，尽量不接触路上的流浪小猫小狗。

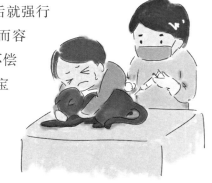

记得按时带宠物打疫苗

17

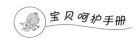

② 不亲自清理猫窝，孕期就劳烦准爸爸代劳吧，如果实在家里没有别人可以帮忙，记得戴上手套，清理后及时洗手，不要在打扫过程中触摸自己的鼻子眼睛和嘴巴。

③ 食用煮熟的肉类（尤其是羊肉和猪肉）、蛋、奶制品。尤其出门在外不要觉得食材新鲜就可以尝鲜物，Dr徐曾见过售卖

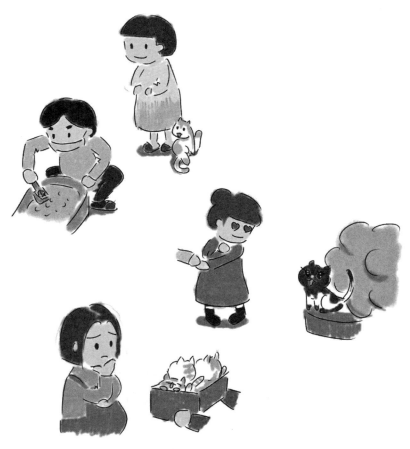

谨慎处理宠物排泄物

现挤牛奶、羊奶的摊贩，妈妈们就不要嘴馋了哦。

总之，只要做好以上措施，准妈妈就不用担心和害怕了，怀孕后直接把宠物送走不一定是最好的选择，对于"家庭成员"的去留一定要经过慎重的考虑，毕竟，宠物是我们人类最好的朋友。

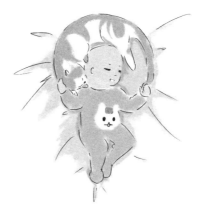

宝宝和宠物也可以和谐相处

5 孕期/哺乳期可以喝茶/咖啡吗?

现代职场工作节奏太快，即使是女性，熬夜加班也习以为常，白天又得顶着黑眼圈继续奋斗，咖啡浓茶成了每天的续命饮料。很多妈妈怀孕后也戒不掉这样的生活习惯，可是身边又有无数声音告诫说咖啡因会影响孩子发育，一边是工作，一边是宝宝，到底该如何权衡呢?

（1）首先我们一起来看看，常常为人所诟病的咖啡中所含的可能会影响宝宝生长发育的物质到底是什么?

答案就是"咖啡因"，咖啡因是一种黄嘌呤生物碱化合物，是一种中枢神经兴奋剂，能够暂时地驱走睡意并恢复精力。

（2）难道只有咖啡中含有咖啡因吗?

不，含有咖啡因的食物远不止咖啡一种，可能因为名字的关系咖啡才背了锅。其实茶叶、可可饮料、巧克力等食物都含

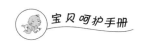

有咖啡因。很多妈妈对各种奶茶趋之若鹜，但奶茶里面含的咖啡因也不少哦！

我们不妨先先来看看各种不同的咖啡或者饮料中所含咖啡因含量到底是多少呢？

各种咖啡内的咖啡因含量

	浓缩咖啡	现煮咖啡	速溶咖啡	品牌摩卡	品牌拿铁	品牌去咖啡因咖啡
不同品种咖啡（ml）	30 ml/	240 ml/	240 ml/	480 ml/	480 ml/	480 ml/
含咖啡因含量（mg）	40～75 mg	90～200 mg	27～173 mg	125 mg	150 mg	25 mg

数据来源：出生缺陷咨询工作站

（3）孕期或哺乳期的妈妈们摄入咖啡因会有什么影响吗？

大家平时一直担心的只要喝咖啡喝茶就会影响宝宝发育的说法并不属实，曾有研究对1 500例妈妈进行长达7年的追踪调查，发现每天饮用两杯咖啡，出生的宝宝与对照组并无差异，在孩子8个月、4岁和7岁时进行检查，也没有发现任何发育和智力上的异常。

（4）如何才算是过量摄入咖啡因呢？

上文中我们已经提到，每天摄入两杯咖啡或者咖啡因总量低于200 mg，并不会影响宝宝生长发育，但计量时不要忽略计入其他食物的咖啡因含量，大量的咖啡因可以通过胎盘进入胎儿体内，如果每天咖啡因的摄入量超过500 mg，新生儿可能会出现心率增快、震颤、呼吸加快、睡眠时间减少等情况。

食物和饮料中也含有咖啡因

食物或饮料	平均咖啡因含量（mg）	多少相当于 200 mg 咖啡因
一杯绿茶	50	4 杯
一听可乐	28 ～ 64	3 ～ 4 听
一瓶功能饮料	80	2 听半
三方格 60% 黑巧克力	42	2 ～ 3 方格
一条牛奶巧克力	25	8 条

数据来源：出生缺陷咨询工作站

同时需要提醒准妈妈的是，不仅过量摄入咖啡因会给宝宝发育带来风险，不良的生活习惯更是罪魁祸首，如果准妈妈又有吸烟、喝酒等不良习惯，其风险可能就更大了。

（5）哺乳期可以适当饮用咖啡吗？

很多妈妈找到Dr徐，说母乳喂养把自己折磨得睡眠质量全无，上班就靠咖啡和浓茶了。通常，咖啡因虽然可以进入乳汁，但每天1 ～ 2杯的咖啡摄入量一般不会对乳汁产生影响。如果妈妈摄入大量的咖啡，宝宝可能会从乳汁中获得少量咖啡因，并出现咖啡因刺激症状，比如极度亢奋，难以入睡。这种情况下，一个疲惫不堪的妈妈和一个精神抖擞的宝宝，仿佛是进入恶性循环，所以妈妈们还是需要好好调整宝宝的睡眠习惯，不要过度依赖咖啡因饮料。

（6）有没有好办法可以减少对咖啡因的依赖呢？

Dr徐说了那么多，还是会有妈妈觉得不放心，咱们再来推荐个方法看看能不能帮助妈妈们减少摄入量哦！如果孕前就特别爱喝咖啡和茶，戒了会导致心情跌到谷底，那不妨选择低咖啡因的咖啡，前文图中提示低咖啡因咖啡 480 ml 才含 25 mg 咖啡因；喝茶时也可以把茶包冲淡一些，避免喝浓茶就行了。

如果大家是咖啡和茶的忠实粉丝，摄入量很大，那么在减量的前几天可能会觉得头痛、疲劳、虚弱或者嗜睡，别担心，这都是正常反应，慢慢适应，试着放松，多休息，多喝水，就能顺利过渡了。

 6 孕期性生活到底安全吗？

常有准妈妈向我们咨询孕期性生活的问题，大家千万不要觉得不好意思，幸福的婚姻生活中，除了志趣相投，三观一致，和谐的性生活确实也是重要的一部分，今天我们就来聊聊，孕期到底可以有性生活吗？

（1）首先带大家来了解一下，哪些情况是建议暂时避免性生活的：

① 曾有过多次不明原因的流产，目前还未明确病因的。

② 本次妊娠有出血、腹痛等先兆流产的情况发生，尚在保胎治疗中。

③ 宫颈功能不全（这可能需要准妈妈的主诊医生进行诊断，一般如有异常会在产检时告知妈妈）。

④ 产检B超提示胎盘位置异常，尤其是有过出血情况的准妈妈。

（2）建议性生活不要过于频繁的情况：

① 多胎妊娠的妈妈。

② 孕早期和孕晚期。

③ 身体其他系统目前存在急慢性疾病的准妈妈，可以咨询主诊医生听取建议。

除了以上情况，准妈妈都是可以拥有正常性生活的。

（3）性生活到底会不会影响宝宝呢？

很多妈妈对于孕期性生活有一定的恐惧心理或者极其排斥，生怕会伤到宝宝，甚至影响到了夫妻和睦，其实子宫和羊膜腔内的羊水都会很好地保护胎儿，性生活是不会伤到宝宝的，只要妈妈产检正常、身体健康，合理的性生活都是有百利而无一害呢！

（4）孕期性生活的注意事项：

① 注意性生活过程前后的准备，尤其卫生安全措施，这点不仅是提醒准妈妈，准爸爸也要注意清洁保护好妈妈和宝宝。

② 性生活时要避免腹部受压的姿势，以免对宝宝产生不良影响。

③ 如果性生活时妈妈突然感觉腹痛，应该立即停止，注意观察，如果有明显频繁的宫缩或出血的情况发生，还是需要及时就诊。

④ 孕早期宝宝在宫内生长发育还不是非常稳定，所以并不建议性生活，而孕晚期由于可能诱发宫缩引起早产，也不建议频繁发生性生活，孕中期是相对安全的时间段。

综上，只要在准爸爸准妈妈身体健康的情况下，合理的性生活不但能使夫妻关系更美满，也不会影响宝宝的平安长大！

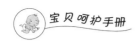

7 夏季已至，准妈妈可以游泳吗?

随着夏季到来，很多准妈妈都会来咨询 Dr 徐 "孕妈妈可以游泳吗?"回答当然是肯定的，不过还是有不少注意事项。

（1）先来了解一下孕期游泳的优点。

游泳属于有氧运动，长期坚持练习可以增强心肺功能，同时因为水中有浮力，可以减轻身体关节负荷，对于体重偏重、平时走路膝关节觉得不适的准妈妈比较友好。游泳也可以增加全身血液循环，缓解下肢静脉曲张。此外，妈妈的力量和耐力得到锻炼，也有助于缩短产程，顺利分娩。

（2）游泳的注意事项：

① 适宜的水温：20 ～ 30℃。

② 适合的孕周：最好是孕中期，这个阶段宝宝相对稳定，妈妈身手也相对矫健。

③ 入水前做好热身准备运动，不要突然入水。

④ 根据身体情况调整运动量：每次不宜超过1小时，速度和距离都要循序渐进，不要操之过急。

⑤ 选择配置齐全的专业泳池，注意环境安全，防滑、防跌倒，确保有专业救护人员在场。

⑥ 游泳后出水及时用浴巾保暖，淋浴时注意安全。

如果身体出现了不适的情况，需要及时暂停休息，并咨询主诊医生建议，孕期运动非常重要，但记得千万不要盲目追求运动量，合理安排，每天进步一点点才是合理和安全的。

8　北风呼呼的冬天，准妈妈可以泡澡吗?

一到冬天，就会有很多准妈妈萌生出泡温泉、泡澡的念头，可又担心自己身怀六甲，泡澡会影响到宝宝。

其实在日常门诊中，也会经常遇到类似的咨询，Dr徐的建议是：孕期是一个正常的生理过程，不需要如履薄冰过日子，无需样样禁忌，但还是要小心为上。所以我们今天来看看，泡澡或者温泉到底可以吗?

（1）家庭泡澡。

对于孕晚期的女性不甚安全，浴盆跨进跨出，容易打滑发生意外，如果在身体相对灵活的孕中期想要泡澡，最好有家人在一旁照看和搀扶。

如果浴盆没有定期清洁，对于孕期免疫力比较差的妈妈来说也存在感染的风险，所以一般分娩前两月不建议继续泡澡。

准妈妈身体负担比较大，洗澡期间浴室注意保持通风，否则容易发生晕眩等不适情况。

如果一直都有泡澡习惯，孕期也可以继续保持，但是注意水温要低于39℃，并且水位不能高于心脏，泡澡时间尽量不要超过10分钟。

（2）泡汤会所/温泉。

对于大家更为喜爱的各大洗浴中心和大小温泉，Dr徐在孕期其实也没有少去，不过想给大家的建议是，虽然这确实是孕期可以调整自身情绪的娱乐活动之一，不过出门前请妈妈先评估下自身身体状况，如果平时去人流稍密集的公共场所，比如超市、

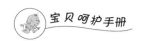

地铁、电影院就会感到身体不适，请谨慎选择；且浴室地面相对湿滑，一定要有家属陪伴，保证孕期安全。

至于高温桑拿房和公共温泉，考虑到安全性，还是建议准妈妈们等宝宝出生以后再做打算吧。

⑨ 准妈妈长途出行安全吗？

时代不断进步，准妈妈的身份早已不能绑住大家的手脚了，世界那么大，谁都想出去看看，旅途安全很重要，尤其长途飞行，敲黑板的知识点还真不少。

（1）孕妇能不能坐飞机？

高空飞行，舱内气压会稍低于海平面的气压，这会导致氧分压稍微降低，对于一个健康人来说并不会引起不适，对于孕妇来说亦是如此。所以并没有研究表明孕妈妈是不可以坐飞机的，其实，Dr徐身边有不少孕妈妈都是商务人士，常年空中飞行，宝宝非常健康，准妈妈大可不必过分担心。

（2）孕妇坐飞机皮肤会有什么变化呢？

通常，机舱的湿度较低，会发生皮肤干燥的情况，所以妈妈可以准备一些孕妇可用的小瓶装补水喷雾以免皮肤过分干燥引起不适。

（3）孕妇坐飞机可能会有哪些不适？

① 随着飞机爬升，海拔逐渐升高，气压逐渐降低，气体会发生膨胀，准妈妈的血管舒张会比较明显，这也是为什么孕妈妈的耳鸣会更严重的原因。如果正值感冒，有鼻塞症状的话，会更

难受一些。所以，我们并不建议处于感冒期间的妈妈进行长途飞行，这会让你的旅途非常难熬。

② 如果正值早孕期间，气压的变化会让一些准妈妈的孕吐反应有所加重，所以早孕期间选择旅游或者出差需要更加谨慎一些。

③ 飞行期间，由于活动空间有限，大部分时间妈妈们只能保持静坐状态，这会增加腿部水肿和血栓风险，所以如本身存在凝血功能障碍或肥胖的孕妈妈在决定要长途飞行的时候更要特别慎重。

（4）飞机舱内是否存在辐射？

对于偶尔坐飞机的准妈妈来说，飞行期间宇宙辐射暴露量的增大并不会明显增加孕妇或胎儿的风险。一份英国科研人员所做的研究表明，通常要在孕期飞行超过160小时，才会明显增加胎儿风险，显然，这在普通人群中几乎是不可能达到的。但是对于航空公司工作人员来说风险依然存在，所以，这也是许多航空公司不建议机组人员在怀孕期间飞行的原因，以确保累积的辐射暴露尽量在正常范围内。

（5）机场的安检仪到底会不会对宝宝产生影响？

这些仪器一般利用的是电离辐射（背散射机和毫米波设备），研究表明，两到三次的安检背散射机的辐射量仅仅相当于在空中飞行2分钟所受的辐射量，而毫米波设备的发射辐射量仅相当于手机的辐射量的1/10 000，基本可以忽略不计，所以无需担心。

国内的大多数机场也比较友好，对于一些依旧存在顾虑的准妈妈，也是愿意采取人工安检的，可以尝试沟通一下。

（6）航空公司对于准妈妈的孕周限制是什么？

综上所述，孕期乘坐飞机，并没有民间流传的风险那么高，

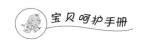

但是为什么航空公司还是设置了这样或那样的限制呢？主要原因还是因为担心准妈妈在飞机上身体发生各种意外情况，尤其临近预产期随时可能临产的准妈妈，飞行中无法及时提供适当的医护人员和设备。所以目前大多航空公司允许孕37周以内的妈妈乘坐飞机，如果是本身存在早产风险（如多胎妊娠）的准妈妈，建议满32周后不要再做空中飞人了。

一些航空公司还要求孕周满28周的妈妈在乘坐飞机前提供医生出具的确认预产期以及无严重并发症的证明（对于具体规章制度，准妈妈们还需参考不同航空公司的规定及要求）。

（7）哪些准妈妈不适合乘坐飞机？

① 严重贫血或有其他产科并发症正处于急性发作期或者治疗调整期的妈妈；

② 近期由于各种原因发生出血的妈妈；

③ 中耳炎或鼻窦炎发作期，飞行中尤其起飞和降落的过程可能使症状明显加重；

④ 既往有严重的心脏病或呼吸系统疾病；

⑤ 近期做过各种手术、凝血功能障碍或有血栓倾向的准妈妈，等等。

（8）早孕妈妈乘坐飞机的注意事项。

对于处于早孕期的准妈妈，需要完成早孕期间的第一次检查，明确母婴安全后再制定出游计划，如有腹痛和出血或者还未明确宫内妊娠的准妈妈，需要在飞行前通过产科医生的详细检查评估飞行可能导致的风险，再慎重决定是否进行本次飞行。

（9）乘坐飞机的一些小建议。

准妈妈尽量选择方便移动的靠过道的位置，在机舱内安全的条件下增加走动次数，每隔30分钟可以在座位上运动一下，尽量避免摄入咖啡，防止发生脱水，如果飞行时间超过4小时，建议准备合身的分级弹力压缩袜，避免血栓形成。

说了那么多，相信准妈妈们对于航空飞行有了大致的了解，可以说，准妈妈乘坐飞机的绝对风险是非常低的，健康的准妈妈完全可以在安全条件下进行飞行哦！

至于高铁和自驾游出行，环境相对宽松和自由，且较少颠簸，还是比较安全的长途出行工具，准妈妈们只要注意不要久坐，时常起立或在服务区休息时下车散步多活动下肢即可。

⑩ 怀孕可以使用电热毯吗？

Dr徐小时候，冬天一定要开电热毯才能睡得着，长大后家里有了空调就不用了，做了妇产科医生后，居然有很多准妈妈来咨询，觉得空调房间实在太干燥，而且加热不够精准，还是怀念电热毯，就是不知道对于宝宝发育会不会有影响，所以我来给点小建议。

长时间使用电热毯也容易妈妈皮肤干燥不适，而且肚子里的宝宝也不喜欢高温烘烤，所以我们建议的比较好的方法是预热15分钟至30分钟后关上开关，准妈妈就有一个暖暖和和的被窝啦！

如果爸爸在家的话，可以使用"人肉"电热毯。

现在还有不少品牌的烘被机，怕冷的妈妈不妨试试，睡前热风暖被窝，被子也会变得挺蓬松，也是不错的选择；另外，习惯

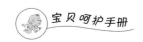

使用空调的妈妈可以在房间准备一个加湿器，以免一觉醒来觉得皮肤特别干燥。

11　孕期一定要往左睡吗？

准妈妈在孕早期常常会觉得特别疲劳，这往往是因为激素变化引起的，进入孕中期后会逐渐好转，但到了孕晚期这种疲劳感可能又回来了，这也是正常的，主要是因为到了孕后期宝宝快速长大，准妈妈的身体在努力工作，以保证胎儿可以迅速发育，也就需要更多的休息来补充体力。

随着宝宝不断长大，准妈妈的身体负担逐渐增大，再加上很多准妈妈会出现耻骨联合疼痛，入睡困难的情况也就不罕见了。如果找不到合适的睡姿，加上增大的子宫压迫着膀胱，起夜次数变多，晚上睡不好，白天自然就更加疲劳了。

所以，帮助准妈妈找到合适的睡姿，就显得格外重要了，今天咱们就来讨论讨论，准妈妈到底应该怎么睡才好。

（1）为什么很多医生都会推荐左侧卧位呢？

主要还是由人体解剖结构决定的，我们的脊柱位于人体正中，腹主动脉位于脊柱左侧，下腔静脉位于脊柱右侧。随着孕周的增大，仰卧位对于动静脉的压迫会逐渐增加，可能导致准妈妈睡觉的时候出现胸闷心慌、喘不过气等不适，所以我们建议，可以的话，向左侧睡，会相对舒适一些。

（2）左侧卧位要左到什么程度呢？

现在的准妈妈都很严谨，医生说了左，那到底是向左15°、

30°、45°、60°还是90°呢，其实我们只要求右侧身体离开床面就可以了，也就是15°或30°就可以了，如果是精确的90°，等你睡着了，可能一不小心就变成了仰卧位或者俯卧位，反而惊醒了自己。

（3）睡着了，左侧卧位要怎么保持呢？

睡着以后身体不受控制，并不太好保持姿势，所以我们建议妈妈可以在右侧腰部下垫个薄薄的枕头，现在很多母婴品牌也推出了各种多功能孕妇枕，准妈妈可以自由选择喜欢的样式。

采用比较自然的角度，妈妈睡眠质量应该可以提高一些，不需要统一睡姿，能起到类似作用就可以了。

（4）什么时候开始左侧卧？

上文我们已经提到，孕中晚期子宫增大，压迫动静脉，导致血液循环不佳，可能会导致种种不适，所以，从孕中晚期开始就可以开始有意识地往左侧睡。

现在的准妈妈大多依从性都特别好，备孕时功课也做得足足的，从早孕就开始严格执行左侧卧位，醒来发现自己向右睡着就紧张得不行，其实大可不必。孕周小的时候，子宫还不具备压迫的能力，可以采取感到舒适的睡姿，仰睡或者往右睡都不会有什么问题，舒服自在就好。

（5）孕期一定要左侧卧吗？

当然不是，我们一直强调的都是，准妈妈可以采取任何感到舒适的睡姿，只是，大概率来说，大部分准妈妈到了孕中晚期会觉得左侧卧位更容易入睡，如果你恰好感觉仰卧（注：从孕妈妈身体变化角度考虑，还是建议尽量避免长时间仰卧）或者右侧卧位更舒适，那也没有问题。

孕检小贴士

本章节不会涉及太多实际产检的指标解读的内容，毕竟这些都需要交给专业的医务人员。

随着科技越来越发达，生活越来越便捷，准妈妈的产检报告都可以从医院的微信公众号里第一时间获得，甚至时常比医生看到的还要早，同时也催生了一系列的问题，今天就想把平时大家关心的问题一起做个解答，好让准爸爸准妈妈踏踏实实检查，安安心心生活。

 化验报告里出现上上下下的小箭头怎么办？

准妈妈怀孕的过程虽然是一个正常的生理过程，但不可否认的是，在这特别的9个月零10天里，人体各系统的运转都会发生很大的变化，很多指标也不再以常规化验报告中的标准值为正常范围，产科医生对于准妈妈的病情诊断也要根据准妈妈感受、临床表现、体格检查和化验指标来综合判定。

随着科技的进步，互联网医疗变得更普及，不少准妈妈几乎是和医生同时得到了化验报告，甚至更早。虽然很及时，但也经常会造成很多准妈妈不必要的担心和焦虑，报告拿到了，但是预约的产检日子还也有两周，这可怎么办才好，人总是因为未知而恐惧，常常有准妈妈因为报告里出现一个两个箭头而担心得睡不着觉。

作为医生，Dr徐想要提醒大家的是，在产检的过程当中拿到任何化验报告后看到上上下下的箭头都不要过分担心，孕期的指标数值与孕前标准参考值是不一致的，所以即使有箭头也不代表不正常，主诊医生在后台早已了解了情况，如果确实存在明显异常会及时联系妈妈提前来院就诊，进一步检查或者治疗，如果只是小小的问题会在下次产检时告知注意事项。

准妈妈记得在建卡时留下准确的电话号码，保持手机畅通，记得接到电话及时就诊，需要进一步检查时及时配合，病情需要的情况下必要的用药也不要紧张，目前对于大部分的孕期疾病，都有安全的治疗方案可以应对。讳疾忌医和过分心大都不算是良好的孕期心态。

小时候英语课学过一句俗语，没有消息就是最好的消息，只要没有接到医院的电话，就说明目前还是一切正常，只需要按时产检即可，不需要因为一两个箭头紧张到失眠，毕竟孕期保持心情愉快才是最重要的。

2 口服葡萄糖耐量试验的注意事项

很多准妈妈说，怀孕检查一大堆，居然还要空着肚子喝糖水，那糖水齁得喝都喝不下，加上抽血三次，产检果然堪比西天

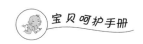

取经要历经九九八十一难，今天我们就来谈谈产检中的必查项目糖耐量试验。

（1）我们先来认识下什么是口服葡萄糖耐量试验（OGTT）。

这是妊娠期检查项目之一，是一种葡萄糖负荷试验，用以了解胰岛 β 细胞功能和机体对血糖的调节能力，准妈妈一般于孕 24 ～ 28 周时进行该项检查，检查时口服 75 g 无水葡萄糖，然后测其血糖变化，观察病人耐受葡萄糖的能力，是目前公认的诊断妊娠期糖尿病的金标准，如为高危孕产妇（有糖尿病家族史的准妈妈），医生可能会建议孕晚期复查一次，或者孕早期加强监测。（具体口服及化验方式检查前医生还会给妈妈告知单，记得认真阅读哦！）

（2）每位准妈妈都要做口服葡萄糖耐量试验（OGTT）吗？

很多妈妈说，"我实在不想喝这糖水，我又没有糖尿病家族史，能不能不喝？"产科医生总是苦口婆心地劝说，"即使平时从无血糖增高的情况，孕期是人体发生巨大变化的特殊时期，只有通过这个检查才能准确了解葡萄糖耐受的能力，并不是所有患有妊娠期糖尿病的准妈妈都是存在高危因素的。"

（3）妊娠期糖尿病会有什么危害吗？

很多准妈妈说，"血糖高就高点吧，我们家老人血糖都高，我看生活得也挺好"。但是，和普通糖尿病相比，妊娠期糖尿病可能会对母婴造成不良影响。如果没有及时诊断及时配合治疗，对准妈妈来说，可能出现反复的阴道炎症、羊水量异常以及增加孕晚期发生高血压、产后出血、伤口愈合不佳等等风险，远期还有直接晋级为糖尿病患者的可能；对胎儿来说，可能出现巨大儿、新生儿低血糖以及其他新生儿疾病等。妈妈十月怀胎的大好形势可不能让这妊娠期糖尿病给破坏了。

（4）口服葡萄糖耐量试验（OGTT）检查注意事项：

① 检查的前一晚禁食8～14小时至次日检查。一般产院会建议妈妈从晚上8点或晚上10点开始禁食禁水以保证检查结果准确。

② 因为一共需要抽血三次，每次间隔一小时，所以记得最后一次抽血结束前都需要禁食禁水。

③ 检查步骤为先测定空腹血糖，将75 g葡萄糖溶于300 ml水中，5分钟内喝完，再分别于服糖后1小时、2小时各抽静脉血一次（自服糖第一口开始计算时间），检查期间休息为主，不要剧烈运动，以免影响检查结果。

④ 因为检查期间要求空腹，记得随身携带点心，最后一次抽血完毕后就可以吃早饭了，有的准妈妈空腹太久会有不舒服的感觉。

（5）口服葡萄糖耐量试验（OGTT）结果的正常范围：

空腹：小于5.1 mmol/L。

1小时：小于10.0 mmol/L。

2小时：小于8.5 mmol/L。

口服葡萄糖耐量试验是建议每一位准妈妈都要完成的孕期检查，因为妊娠期糖尿病对于妈妈和宝宝都会造成很大影响。

曾经有准妈妈偷偷问我能不能为了顺利通过检查，糖水只喝一半，身为妇产科医生，实在无言以对，所有的孕期检查项目，都是为了判断孕期准妈妈和宝宝有无异常，一旦发现，需要早诊疗，早治疗，而不能为了得到一个正常结果的报告蒙混过关，所以希望所有准妈妈都能抱着实事求是的态度认真检查哦！

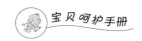
3 大畸形筛查Q&A

　　Dr徐常常会收到类似的咨询："徐医生，我去做B超的时候，B超医生都不理我，我问问题也不回答。回来看着单子想想不放心，产检还要好几天，主诊医生没碰到，上网一搜，好像与查到的正常值有点不一样。是不是指标很异常？病情很严重啊？"那么今天我们就以大家很关心的大畸形筛查为例来聊一聊，把大家关心的B超相关问题一起说一说！

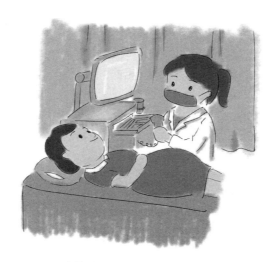

产检的重要项目：大畸形筛查

　　（1）Q：孕育了一个新的生命，我们自然会希望他（她）是一个健康的小宝贝，所以孕中期（20～24周），产检医生会帮准妈妈预约行大畸形筛查，为什么选在这个时间段呢？

A：孕中期，胎儿内脏骨骼发育已经基本完成，如有结构异常，可以提早发现，提早治疗。

（2）Q：大畸形筛查到底查什么呢？

A：顾名思义，此项检查可以排除宝宝的大畸形，比如胎儿神经系统、面部、胸腹部内脏及肢体骨骼等发育是否有异常。一些相对微小的畸形，并不在检查范围之内，比如耳朵、手指脚趾的小畸形。只要是大排畸要求的检查项目，都会在B超报告中一一罗列，准妈妈拿到报告时就可以看到。

（3）Q：为什么医生一直说看不清、看不清、看不清？

A：大畸形筛查的准确性会受到机器的分辨率、医生的临床水平，妈妈的腹壁脂肪厚度和宝宝胎位影响。一般各家助产医疗机构都会安排经验丰富的B超医生用分辨率最高的设备检查。所以前两项确有保障，可是后两项就因人而异了，如果准妈妈腹部脂肪非常厚，透声不佳，确实会对医生的检查准确性造成影响，所以孕期一定好好控制体重，控制脂肪，千万不要让医生看不清宝贝。最后一点就更是谁都保证不了的，那就是宝宝的胎位，有的准妈妈10分钟就顺利检查完毕，而有的准妈妈即使爬上爬下，跑进跑出好几个小时，宝宝就是不愿意翻身。根据以往"过来人"妈妈的经验，吃点好吃的，宝宝好像会比较兴奋，所以可以随身带点小点心，不要空腹去做大排畸哦！

（4）Q：B超医生探头压了我肚子好多下，会不会压坏宝宝啊？

A：常有准妈妈说，今天B超医生说看不清，探头压得我肚子都痛了，会不会压到了宝宝啊？其实不会的，从皮肤到宝宝，

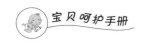

还有大量肌肉、脂肪、羊水作为缓冲，医生有时候压得重些，是为了看得更清楚，报告更准确，但力量都是在安全范围之内的，不会影响宝宝。

（5）Q：通过了大畸形筛查，还需要做产前诊断吗？

A：还是需要的，因为大畸形筛查排除的是宝宝的结构性畸形，而产前诊断项目例如大家听说过的中唐、无创、羊水穿刺等都是针对胎儿染色体的检查，虽然部分染色体疾病也可能出现结构性异常表现，但并不全面，不能相互代替，所以准妈妈还是需要按照医生的预约完成相应的检查。

（6）Q：为什么我问B超医生检查结果好不好，他们总是理都不理我？

A：B超医生是辅助科室的医生，通常不进行临床指导或直接给予患者诊疗意见，有时候会被误会是"高冷"医生，其实这是他们的职业要求所限制的，所以并不是他们冷若冰霜。准妈妈完成检查后会得到一份书面报告，我们需要带着报告找到自己的产检主诊医生，医生会进行解读，如果有异常会告知准妈妈是否需要随访或进一步检查。

（7）Q：做大畸形筛查的时候，顺便看个男女行吗？我只是想提前准备下衣服嘛！

A：确实不是B超医生不近人情，而是有法律规定，没有特殊的医学指征不可以用超声或其他方法对胎儿进行性别鉴定。

（8）Q：做了助产医疗机构的大畸形筛查还有必要去做四维彩超吗？

A：胎儿畸形的标准筛查方法就是二维超声，四维超声在发现胎儿畸形的能力上并不比二维超声优越。但私立机构的超声检查大多可以让准爸爸陪同，能够看到屏幕，如果是为了这个目的，也可以去一试。

大畸形筛查确实是孕中期一项非常重要的检查，但也不是万能的检查，所以希望大家遵医嘱，在适合的孕周按时完成各项检查。

 产检到底是不是在重复检查？

常常有准妈妈通过各种方式、有点小心翼翼又有点不好意思地问 Dr 徐，"医生，这个检查前几个月刚刚做过，怀孕以后已经抽了好多次血了，这次可不可以不检查？"

其实怀孕的 280 天是一个相对漫长的过程，准妈妈孕育了一个宝宝，从无到有，身体情况也在不断变化，尤其是一些早期检查的某些指标已经发生异常或到达临界值的准妈妈，孕期更要配合医生做好随访复查。很多检查看着内容一样，但在不同的孕周就会有不同的标准值和临床意义。一旦指标出现异常，就能及时采取措施，保证妈妈和宝宝的安全。

在临床上，虽然一些简单的体格检查和自我监护也能提供一些胎儿安危的信息，比如听胎心或四步触诊法，指导妈妈自数胎动做好自我监护，但是胎盘羊水情况、血糖、血色素、血脂、凝血功能等指标的变化情况往往只能通过 B 超或抽血化验才能确认，每一次的检查都是为了确认自己和宝宝的安全，让医生可以更循证地制订应对方案和治疗手段。

一般产检的流程都相对固定，每次产检会提前预约时间，检查也会告知检查时间段和是否需要空腹等。另外，对于一些具有特定高危因素的准妈妈，比如高龄、有家族史、不良孕产史等情况，检查项目会比较个性化，产检频次也可能会提高，还请各位妈妈做好配合，只有这样，才能保障母婴安全哦！

孕期不适

所谓十月怀胎，一朝分娩，宝宝在准妈妈的肚子里不断长大，准妈妈难免出现这样那样的不舒服，在这个章节里，我们会为大家介绍一些常见的孕期不适，并提供一些预防和缓解的方法。

 发生早孕反应怎么办?

说起孕期不适，首先想到的可不就是早孕反应，没有经历过的人是很难体会的，这种不适一般发生于妊娠早期（停经6周左右），孕妇体内绒毛膜促性腺激素（HCG）增多，胃酸分泌减少及胃排空时间延长，导致头晕、乏力、食欲不振、喜酸食物或厌恶油腻、恶心、晨起呕吐等一系列反应。这些症状一般不需特殊处理，妊娠12周后随着体内HCG水平的下降，症状自然消失，食欲恢复正常。但也有例外，我就遇过不少妈妈，临近预产期了还在吐。

我的早孕反应的切身体验：就像每天吃撑了却坐在晃晃悠悠的车上，就像时时刻刻永永远远坐在十级风浪的小船上使劲

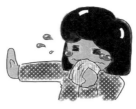

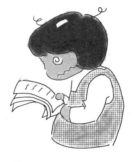

孕期食欲不佳

地摇，没吃的时候难受得不行，吃了又只想抱着马桶，每次吐都不用酝酿，张口就来，下班一进门还没闻到油烟味光是听到油烟机的声音呕吐的感觉就来了。

言归正传，下面我们来说说发生了早孕反应后，应当如何应对呢？

（1）轻度妊娠反应。

其实大部分的准妈妈都属于轻度早孕反应，症状包括晨吐、乏力、食欲缺乏等，很多人觉得自己变懒了，其实也是有科学依据的，简单说来，是源于体内多种激素的改变，应对措施如下：

① 放松心情，尽量维持日常作息。没有特殊情况可以正常工作，维持亲朋好友间的交往，有些准妈妈一发现怀孕就立刻休病假在家的做法，Dr徐就不是特别赞同了。休病假后的准妈妈，在家无非变成吃饭、睡觉、刷手机、逛淘宝、买买买的"大熊猫"，最后体重噌噌地长，余额噔噔地降。其实，维持孕前的生活规律反而是转移注意力的最佳方式，忙碌的工作是缓解早孕反应的最佳良药。

② 家中常备苏打饼干。晨起口中咀嚼2～3块苏打饼干后再慢慢起床，起床动作不要太猛，一方面可中和胃酸，另一方面

也可预防体位性低血压。食欲不振的时候喝点柠檬水，有的妈妈喜欢喝苏打水，酸甜的蜜饯也是不错的选择，饮食习惯方面因人而异，选择自己喜欢的就好。

③ 少食多餐，易消化的饮食为主。孕期肠蠕动会变慢，对于孕前胃肠道功能就不怎么好的准妈妈来说更要选择容易消化的食物，避免进食生冷、辛辣刺激及油腻饮食，不然胃可就要抗议了，有很多妈妈会出现腹胀、反酸、嗳气的情况。

④ 部分药物如维生素 B_1、维生素 B_6、维生素 C 等也有一定止吐效果，必要时可遵医嘱服用。

（2）妊娠剧吐。

和轻度妊娠反应相比，会有一部分准妈妈症状特别严重，经医生检查后诊断为妊娠剧吐，这部分妈妈恶心呕吐频繁，完全不能进食，无法维持日常工作与生活，妊娠剧吐会影响身体健康，甚至威胁孕妇生命。

如出现了这样的情况请一定记得及时就诊，未及时治疗可能发生严重的电解质紊乱等情况，需要留院观察。一般在治疗 24 ～ 48 小时后，尿量逐渐增加，症状缓解。同时，在医生指导下开始少量多次进流质食物，而后可渐停静脉补液，欢天喜地地出院继续妊娠。当然，也要做好万全准备，还是有一些"二进宫"的妈妈。

最后有一点要强调一下，很多妈妈也不知道在哪里看到的不实报道说是妊娠反应越严重，宝宝越健康越聪明，引得没有早孕反应的准妈妈纠结。目前还没有研究表明妊娠反应与宝宝的智商存在必然联系，所以大家可别再羡慕人家孕吐了。

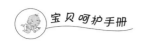
2 胎动的时候，你的肋骨还好吗？

常有准妈妈来咨询，随着孕周增加，我的肋骨怎么就痛起来了呢？怕不是得了什么病吧？

其实孕育就是一个很神奇的过程，当宝宝拳打脚踢的时候，大家的肋骨都还好吗？

这个乐观阳光表情下肋骨部位的点点，相信很多准妈妈都痛过吧！可左可右，甚至双侧。

感受美好神奇胎动的同时，肋骨也是被踹得不轻。到了孕中晚期，子宫越来越大，腹腔胸腔通通都要给子宫腾地方，肌肉和肋间神经被牵拉，各种痛也就不可避免。甚至有的准妈妈还会随以上的变化时不时出现胸闷心慌。

所以到了孕晚期，肋骨区域有疼痛的感觉是正常，也是常见的。

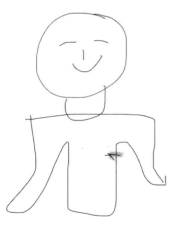

孕晚期常会出现肋骨痛
（某妈妈手绘肋骨疼痛位置图）

给大家提供一些缓解的方法：

① 不要久坐久站或长期保持同样的姿势，会加重压迫的不适感。

② 适当且合理的参与孕期运动，拉伸一下，活动活动，找找有没有某一个角度是比较舒适没有疼痛感的，不适的程度和宝宝的姿势也有着密切的关系。往往宝宝改变了位置，疼痛感就明显缓解了，妈妈动起来了宝宝可能就跟着活跃了。

3 孕期鼻塞怎么办?

常有准妈妈来咨询,怀孕了以后怎么常常会觉得呼吸不畅,睡觉的时候尤其如此,连孕前睡觉温柔安静的美女子,都变成了鼾声如雷的女汉子。

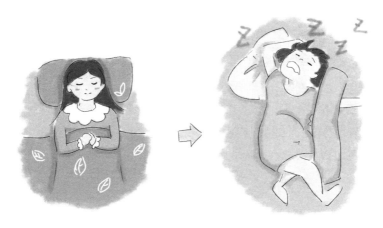

孕后常会打呼

(1)孕期鼻塞发生概率。

孕期在排除感冒导致的鼻塞以外,约有20%的准妈妈会有鼻塞的情况发生。所以,你不是一个人在战斗。

(2)准妈妈为什么会有鼻塞情况发生呢?

妊娠期鼻塞也称为妊娠期鼻炎,可发生于各个孕周,临近分娩时症状可能加重,就像感冒一样,目前有研究认为这可能是因为准妈妈体内循环激素引起的。怀孕后,体内的雌激素和孕激素都会升高,除了会让准妈妈的情绪容易波动外,还会让鼻腔血管

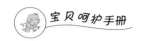

扩张，让准妈妈有了鼻塞的感觉，所以，肚子里的小宝贝还真是不让人省心呢。

对于原本就有过敏性鼻炎的准妈妈，症状可能会更加严重，所以准爸爸一定注意，给准妈妈创造相对良好的生活环境，尽量避免诱发因素，比如，不要在室内吸烟，保持空气流通，勤换衣被，避免尘螨。

（3）如何缓解孕期鼻塞呢？

① 蒸汽吸入法：准备一盆热水，头发梳到耳后或用毛巾包裹一下，俯身到热水上方，吸气吐气数次，可以起到明显的舒缓作用，改善症状。

② 盐水喷雾：很多宝宝出生后儿科医生会推荐类似喷雾，起到清理鼻腔分泌物的作用。

如果以上方法缓解作用不明显，仍然很影响睡眠等日常生

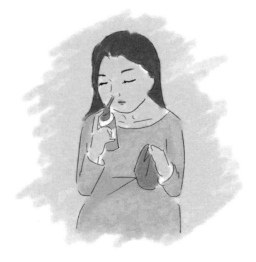

鼻冲洗可缓解鼻塞症状

活，准妈妈可以在专业耳鼻喉科医生指导下用药。

总而言之，孕期身体的大部分不适症状都是因为我们正在孕育一个新的生命，并非是病理情况，所有方法可能都只能缓解，只要宝宝还在我们的身体里，症状就不会完全解除，所以，也希望准爸爸能多体谅准妈妈的身体不适，多陪伴准妈妈，帮助准妈妈保持良好心态，分散妈妈的注意力，使其不要过度关注不适症状，对缓解症状也能有所帮助，相信大多不适都会随着宝宝的诞生迎刃而解。

 孕期耻骨联合分离怎么办?

说起耻骨联合分离，很多准妈妈都深有体会。

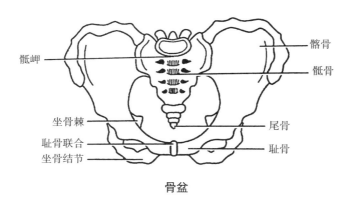

骨盆

（1）耻骨联合到底在哪里?

位于骨盆前方两侧耻骨纤维软骨处。其因外力机械性牵拉（妊娠胎头下降）而发生微小错移，也就是常说的耻骨联合分离。

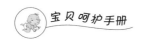

（2）为什么会出现耻骨联合分离呢？

在准妈妈怀孕10～12周时，身体内有一种叫作松弛素的激素浓度大幅增加，会使子宫肌层松弛、耻骨联合分离和宫颈软化。

（3）每位准妈妈都会出现耻骨联合分离吗？

既然所有准妈妈都受到激素影响，为什么有的准妈妈疼痛明显，有的妈妈毫无感觉呢？根据统计和临床经验来看，宝宝的体重过大、胎位异常、多胎妊娠、孕前及孕期运动量较少、腹部肌肉力量不强都可能是诱发因素，不过这些也都是目前的推测，并没有得到确切的统计学验证。

（4）耻骨联合分离有哪些表现呢？

除了耻骨联合分离部位的疼痛外，准妈妈的腿、髋、背部都有可能会出现牵拉不适感，尤其在翻身、起立、腿部伸展、提东西时感觉明显。Dr徐曾在孕39周嚣张地踢了一个快递盒子后痛到哎哇乱叫、终生难忘，并且持续到分娩结束。总的来说，这种疼痛感，准爸爸们应该是无法感同身受的，相信很多准妈妈都会非常有共鸣。

（5）准妈妈可以做些什么来缓解症状呢？

① 根据一些外籍准妈妈的反馈，不少外籍医生会推荐使用止痛药物，止痛效果非常显著也很安全，但用药这件事，国内的准妈妈们始终还是不太接受，总担心宝宝会受药物影响，所以一般产科医生也不会给出口服止痛药的意见，但是对于症状特别明显的准妈妈，还是建议及时就诊，必要时使用药物对症治疗。

② 选择合理的睡姿。休息的时候可以侧卧位为主，并在两腿之间放置一个薄薄的枕头，可以缓解不适。

③ 在专业产科医生评估后确认耻骨联合分离超过10～13 mm，并有明显临床表现，影响日常生活的准妈妈，还可以在医生指导下使用托腹带或骨盆带缓解症状。

④ 预防也很重要，对于还没有以上困扰的准妈妈来说，可以说是非常幸福了。不过也要记得避免负重久站和做跨步过大的运动，因为步子太大容易扯着耻骨。建议在专业人士的指导下，多多增加身体锻炼，尤其核心力量的练习，肌肉力量强大了，也能降低疼痛的发生概率。

（6）什么时候耻骨联合分离疼痛才会消失？

很多准妈妈都问，是不是宝宝一出生，就能立马解除疼痛了呢？不好意思，结果可能会让大家失望，大部分女性会在产后1月内明显缓解，个别的要到产后4～12周才能完全告别疼痛，还有极少数的女性需要在医生的帮助和治疗下才能治愈。

但也不必过度担心，只要产后全面补充营养，合理运动，很多妈妈都能顺利恢复。

5 孕期反酸烧心怎么办？

很多准妈妈怀孕后会有胃部不适的情况发生，有的还会有反酸烧心的症状，是自己的胃出了什么问题吗？还是怀孕的不适反应之一呢？下面带着大家一起来看看。

（1）怀孕为什么会烧心？

孕期感受到烧心的感觉，一般是孕期消化不良和胃酸反流引起的，在怀孕期间非常常见。

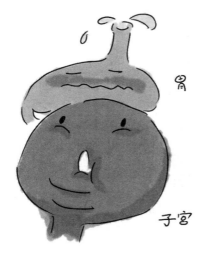

孕期容易出现烧心症状

孕期由于体内激素的变化，以及子宫不断增大对胃部挤压等原因，容易引起反酸而又烧心的感觉。

（2）哪些情况下，烧心感觉会比较严重？

① 多胎妊娠。准妈妈体内激素波动更大，可能导致烧心感受更明显，所以多胎妊娠的女性除了身体负担更重外，还需要承担更多的孕期不适感受，确实非常不易。

② 胎儿过大。顾名思义，宝宝过大就会占用准妈妈体内更多的空间，其他器官受到影响就会出现不同的连锁反应。尤其随着孕周的增长，表现会愈加明显，所以准妈妈要记住，孕期一定要配合医生控制好自身体重，这样不仅可以健康分娩，还能缓解孕期的各种不适。

③ 宝宝的异常胎位。例如胎儿在妊娠后期如果处于臀位，就无法顺利入盆，胎头可能压迫到妈妈的胃部，导致反酸等不适。

④ 孕前就患有胃部疾病。比如胃炎、胃溃疡等，怀孕后可能会使症状加重，所以如果身边有备孕中的好朋友，务必提醒她们在孕前进行一次全身检查，及时进行治疗，以良好的身体状况迎接小生命的到来。

⑤ 孕期情绪波动大也可能会引起躯体症状。常常生闷气的女性更容易发生头痛、胃痛等，所以孕期家人的陪伴和开解就显

得格外重要了。

（3）如何预防和减轻烧心？

① 少食多餐、合理饮食，进食不要过饱。胃的空间变小了，可能饱得快，但饿得也很快，所以准妈妈可以随身携带一些点心，以备不时之需。

② 不要在吃东西的时候喝过多的水或者饮料，这样会稀释消化液，让本就不怎么高效的消化系统雪上加霜。

③ 早晨起床的时候要慢慢起来，不要起床过猛，早孕反应严重的妈妈可以晨起的时候吃一点苏打饼干，中和胃酸，减轻烧心的感觉。

④ 中餐可以吃的多一些，晚餐吃的少一些。白天活动量相对较大，让胃有足够的时间和能力消化食物，睡前如果饿了，不要吃能量过大的辛辣、油炸类的食物、蛋糕等，苏打饼干永远都是不错的选择。

⑤ 吸烟可能会使烧心的症状加重，为了自身和宝宝的健康，希望妈妈和家人都能远离烟草。

⑥ 保持良好的睡眠习惯，不要吃饱了就"葛优躺"。运动有利于胃排空，但是建议用餐后不要立刻进行，半个小时后再开始运动，以免加重不适感。

⑦ 烧心严重的阶段可以睡觉的时候把头部稍稍垫高一些，减轻胃酸反流。

⑧ 如果以上方法都不管用，症状严重到了影响日常生活，甚至宝宝发育在产检的过程中不达标，妈妈还是需要及时向医生求助，检查身体是否有其他引起不适的原因，必要的时候可以在医生的指导下进行药物辅助治疗。

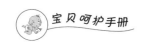

6 孕期尿路感染怎么办？

尿路感染，大概是很多准妈妈难以言说的不适感之一了，虽然让人坐立难安，可却时常因为羞于启齿而延误病情，曾有准妈妈跟我说，她最不敢去的两个科室莫过于妇科和泌尿科，总觉得别人看自己的眼光怪怪的。其实孕期有不适求帮助，是再正常不过的了，Dr徐今天就来说说这大家不好意思问的尿路感染。

（1）什么是尿路感染？

通常我们理解的尿路感染是尿急、尿痛、尿频，因为很多人会有排尿灼热不适的症状，就会认为尿路感染只是发生于尿道口，但其实尿液来源于肾脏，经过输尿管、膀胱、尿道，最后排出体外，所有途经的器官都有可能发生感染。

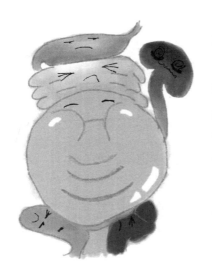

孕期子宫不断增大

（2）为什么女性尿路感染发生概率较高？

因为比起男性，女性的尿道较短，更容易发生逆行感染，并且因为生理结构的不同，女性的尿道和阴道是邻居关系，也比较容易相互感染。

（3）孕期女性更易发生尿路感染吗？

确实如此。怀孕后，体内的孕酮升高，这种激素可以降低输尿管的肌张力，张力低了尿液的流速也就变慢了，而随着孕周的增加，子宫越来越大，对输尿管的压迫也变得更加明显，尿液的流速就更慢了，尿液留在泌尿道的时间越长，也就增加了细菌们繁殖的时间和机会。

同时，孕期的尿液酸性减弱、葡萄糖含量增加，给细菌提供了更好的生存环境，这也是为什么患有妊娠期糖尿病的准妈妈患有尿路感染的机会变得更高的原因，所以"糖妈妈"们可一定记得好好控制血糖。

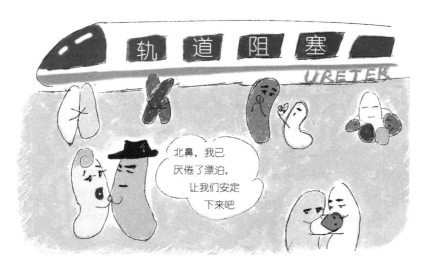

大肠埃希菌尿路感染

（4）尿路感染会出现什么症状呢？

① 排尿时感到疼痛、不适、有烧灼感。

② 下腹部持续感到不适和疼痛。

③ 尿频、尿急，但每次的尿量都很少。不过这点很多准妈妈都有类似的症状，可能是因为膀胱受到子宫压迫引起的，未必

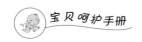

是因为尿路感染，所以仅作为参考症状之一。

④ 尿液混浊、有臭味，甚至有肉眼血尿。

⑤ 如果感染已经到了肾脏，很多人会发生寒战、高热，背部或腰部觉得疼痛，同时有恶心呕吐的症状，一旦出现这样的情况，还请务必及时就诊，以免延误治疗。

（5）尿检异常但无症状需要处理吗？

就像上文所提到的，因为孕期身体变化的原因，尿液中的细菌量可能会比孕前多一些，甚至超出化验报告里的正常范围，这属于正常表现，但如果结果明显异常，医生也会进一步检查以明确诊断。

为了提高尿常规的准确率，排除干扰因素，请准妈妈取清洁中段尿进行化验，也就是排尿前先擦拭外阴，取整个排尿过程中的中间一段的尿液送检，避免白带污染。

医生查看报告后，如果发现细菌数量明显上升，即使暂时没有明显症状，可能还是会建议进行尿培养，因为无症状性菌尿可能也与宝宝的早产和低出生体重有关，也请大家好好配合，毕竟防患于未然才是最重要的。

（6）如何治疗尿路感染？

如果主诊医生通过准妈妈的临床表现和实验室检查已经明确诊断，会制定合理的治疗方案，一般是抗生素疗程配合生活习惯的调整，常有准妈妈会有困惑，抗生素会不会影响到宝宝发育，自己要不还是硬扛着吧。殊不知，如不及时治疗，尿路感染中的细菌对于宝宝的影响可能会更大。就像前文所说，大量的细菌可能导致宫内感染，引起早产等不良后果。所以大家请一定配合医生，必要情况下遵医嘱用药，按时随访。

（7）如何预防尿路感染呢？

① 调整生活习惯，很多准妈妈怀孕后觉得排尿次数增多影响生活质量，就刻意减少饮水量，殊不知，这样做反而增加了患病的概率，建议大家保证每日1.5 ～ 2 L的饮水量，水不仅是生命之源，还是预防尿路感染、便秘等的良药。

② 拒绝憋尿，无论是否怀孕，憋尿都是非常不好的习惯，尿液在身体内停留的时间越长，细菌繁殖的概率越高，所以大家一定要及时排尿，不要憋尿。

③ 排尿排便后都需要擦拭干净，以免粪便中的细菌进入了附近的尿道引起感染。内衣内裤勤更换勤洗晒，选择棉质合身的内衣裤，避免细菌繁殖。

④ 每日用清水清洁外阴，这不仅能预防尿路感染，同时也能预防阴道炎。避免使用具有强力清洁效力的肥皂等清洁用品，

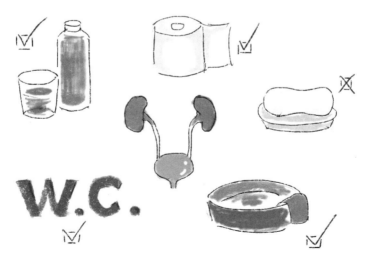

避免尿路感染的方法

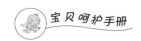
因为这样做很可能破坏正常菌群，反而提高了感染的可能性。

⑤ 如果孕期有性生活，请务必在性交前后沐浴清洁，对于准爸爸来说，也要提高个人的卫生意识，毕竟生活在同一屋檐下，良好的卫生习惯也是保护准妈妈的措施之一。

⑥ 避免长期使用护垫等透气性不佳的女性卫生用品，容易增加细菌感染的机会，很多准妈妈觉得孕期分泌物变多产生不适感，不妨勤更换内衣裤，内衣舒适透气是避免细菌繁殖的最佳方法。

7 孕期阴道炎怎么办？

说起阴道炎，准妈妈们应该都不陌生，这应该是属于比较常见的妇科疾病，还记得 Dr 徐刚工作的时候，阴道炎还经常被误解为是不自爱才会得的传染病，很多人遮遮掩掩地不愿意来医院就诊。随着健康教育的不断深入，越来越多人了解到，其实阴道炎，就像人都会感冒、咳嗽一样，阴道内本来就是存在正常菌群的，如若出现免疫力低下、体内激素变化引起内环境改变、卫生习惯不佳或过度清洁等情况，都有可能发病。一旦发生，及时就诊，合理用药，是完全可以治愈的。

尤其在孕期，阴道炎更是比较常见的，甚至发病率会高于未孕的妇女，大致原因主要是孕期激素改变导致阴道内环境的改变，更有利于某些菌群的生长。

准妈妈如果发现分泌物颜色异常、分泌物量明显增多、外阴瘙痒或灼热的情况，记得及时告知自己的产检医生，进行白带常规检查，明确是否有阴道炎，以便对症用药，取阴道分泌物化验检查的过程非常安全，对宫内宝宝没有影响，妈妈们也无需顾虑其安全性。

关于用药，在孕期恐怕是非常多准妈妈望而却步的，一般阴道炎用药分为阴道塞药和外阴洗液两种，其实妈妈们可以放心，产科医生用药是相当谨慎的，每次都是再三权衡利弊之后使用，如非病情需要，也不会轻易用药。

可 Dr 徐接诊的不少准妈妈，却在家里藏了不少产科医生开的药，生怕会影响宝宝而不敢服用，而事实上，很多疾病如不及时治疗反而可能对宝宝和准妈妈自身造成伤害。更不建议怕麻烦的准妈妈在药房随意购买药物，阴道炎的种类本就非常复杂，如果没有对症用药，甚至可能演变成混合性阴道炎而更加难以治疗，所以请大家务必在医院建卡就诊，按时用药，并定期随访白带常规，如果效果不佳的话还需要及时调整用药量。

对于准妈妈来说，恰当的护理、做好预防尤为重要，在这里给大家提醒一些注意事项：

（1）孕妇内衣务必与其他家庭成员分开水洗，也不建议和外衣一同放在洗衣机中洗涤，避免交叉感染。

（2）内衣晾晒尽量选择太阳可以直射的阳台或者室外，很多准妈妈偷懒，洗完后就挂在卫生间，阴暗潮湿的环境有利于细菌滋生，这也是很多准妈妈阴道炎迁延不愈的主要原因之一，对于一些居住环境实在无法晒到太阳的准妈妈来说，也可以选择用开水烫的方式。

（3）穿着棉质和合身的内衣，尽量不要使用护垫等护理用品，宽松透气的穿着也可以起到很好的预防作用。

（4）对于患有重度贫血、妊娠期糖尿病等妊娠合并症或并发症的准妈妈，免疫力相对低下，也容易诱发各类炎症性疾病，如有不适症状，及时就诊早期治疗。

（5）如果阴道炎反复发作，疗效不佳，建议准爸爸也进行一下相关检查，必要时共同用药，避免夫妻间相互传染。

（6）在公共场所使用坐便器前注意清洁，以免受到感染。

以上，是Dr徐对于准妈妈在预防、检查、治疗孕期阴道炎方面的一点小建议。总之，阴道炎并不可怕，也很常见，准妈妈有任何不适告诉自己的产科医生即可，必要的时候配合医生合理用药，用药并不会对宝宝和准妈妈造成不良影响，同时希望准妈妈也要注意培养良好的生活习惯以及保持心情愉快，避免阴道炎的反复发作。

8 孕期腿抽筋怎么办？

Dr徐回忆起自己的孕期，还是挺顺利的，几乎没有太大的不适，但是腿抽筋的感觉却记忆犹新，从早孕开始就会时常发作，相信也有不少准妈妈有过类似的困扰。

（1）孕期为什么容易发生腿抽筋？

通常认为腿抽筋是因为肌纤维堆积了过多的酸性物质，引起肌肉痉挛，最常发生于腓肠肌。宝宝慢慢长大，需要从妈妈身上不断摄取钙盐、镁盐，如果准妈妈营养物质储备不足就可能引起抽筋。另外子宫不断增大压迫了腿部静脉，也可能引起腿部肌肉张力改变而造成抽筋，所以腿抽筋可能是孕期的身体变化以及许多因素综合造成的。而我们通常所说的缺钙，可能只是其中一部分原因。

（2）一旦发生腿部抽筋该如何缓解呢？

最有效的方式就是拉伸肌肉，如果准妈妈一人在家，可能需要起身，首先尽力绷直腿部（从脚跟开始），接着轻轻弯曲脚踝脚趾，疼痛会持续一会儿，然后慢慢缓解，类似我们健身后的腿部拉伸动作。如果准爸爸在身边，可以参考足球运动员们腿部抽筋后倒地不起，队友上前帮助缓解抽筋的方式，为了避免短时间内再次抽筋，可以请准爸爸按摩痉挛肌肉或者让准妈妈来回走动。

（3）如何避免腿抽筋呢？

① 正如上文所说，孕期中对钙的需求不断上升而孕妇体内钙储备不足是腿部抽筋的原因之一，所以通常产检医生会建议在孕中期开始补钙，如果早孕期即发生腿部抽筋可以适当提前，具体补充方式我们在之后孕期营养的章节中还会详细说。

② 饮食习惯上，建议准妈妈可以多喝一些高钙牛奶。

③ 孕期适当的户外运动也是非常重要的，午后暖暖阳光的照射，心旷神怡的同时也更有利于身体对钙的吸收。

④ 每日进行适量的腿部拉伸运动，记得运动后进行轻柔按摩放松。

⑤ 尽量避免久站，记得保证腿部休息，戒掉跷二郎腿的坏习惯，妈妈们工作间歇也可以起立做一些腿部放松的动作，在办公室内来回走动走动。

⑥ 睡前可以洗个热水澡，促进血液循环，让腿部得到足够的放松。

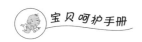

（4）什么情况下需要向医生求助呢?

如果准妈妈感到腿部持续疼痛，而不是偶尔抽筋，并有明显压痛感，需要向产检医生求助。

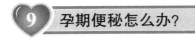

9 孕期便秘怎么办?

孕期便秘，这应该算是困扰过几乎所有准妈妈的不适症状吧，老人总说"牙疼不是病，疼起来真要命"，我看对于准妈妈来说，便秘也算是"要命"的症状之一了。无论是门诊还是平台咨询都回答了不下上百次关于便秘的问题，今天就梳理一下，看看到底有没有什么好的预防和应对措施。

（1）孕期的便秘原因。

早孕期间，准妈妈体内激素发生变化，肠蠕动较孕前明显减

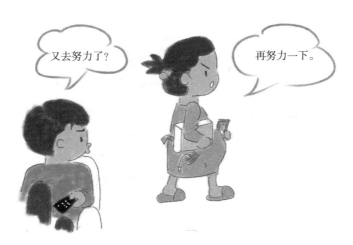

孕期常会出现的便秘

慢，对于孕前排便就不怎么顺畅的准妈妈来说，排便可能就更加困难了，很多妈妈因此食欲不振，心情不佳，甚至还因为发力过猛导致痔疮发作。

（2）应对措施。

① 改变精细饮食的习惯。很多妈妈一怀孕了就会被全家宠成"大熊猫"，手也不能沾水了，连咀嚼的能力都快丧失了，家人好汤好菜地伺候，连水果都要变成鲜榨果汁才能入口了，这样极其缺乏纤维素摄入的饮食习惯可能会加重便秘的症状，从你看到这篇文章的这一分钟起，建议学会自力更生吃饭，并非最贵的才是最好的，足够的纤维素摄取，才能避免便秘。例如红薯、玉米、芹菜、苹果、生梨等富含纤维的蔬果都是饭桌食材的好选择。点心方面不妨可以试试酸奶，因其富含益生菌也能起到促进肠蠕动的效果。

② 保证饮水量。以前总听说喝水美容，爱美女性常常能在孕前保证一天喝8杯水，但随着怀孕了，子宫压迫膀胱，有的准妈妈会出现了尿频的症状，为了避免频繁上洗手间的尴尬，很多妈妈也就不敢多喝水了。其实，只有保证足够的饮水量才能保证正常的排便。另外，之前我们也提到孕期还是尿路感染的高发时期，足够的饮水量对于尿路感染也能起到预防和避免的作用。

③ 保证孕期运动量。对于有运动习惯的准妈妈来说，怀孕后只要检查一切正常，完全可以维持孕前运动，强度以中等强度为宜，怎么算是中等呢？大约就是可以边运动边讲话的状态，但是边运动边唱歌就够呛。而在运动方式上，游泳、快走、瑜伽等都是不错的选择，对于孕前体质较弱的妈妈来说，可以循序渐进。以快走为例，可以从散步开始，逐渐加快速度，一般需要维

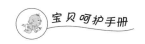

持5千米/小时的步速，才是有效的。当然，建议准爸爸全程陪同，保护准妈妈安全。

对于早孕期有流产症状以及一些有高危因素的准妈妈，比如进行过宫颈环扎术的准妈妈，在度过卧床休息的危险期后，可以咨询主诊医生的建议，在安全前提下逐渐向正常的日常活动过渡。

④ 保持正常生活作息。很多准妈妈的生活习惯不佳，早上睡懒觉，晚上夜猫子，生活极其不规律，所以也无法形成正常的排便习惯，其实，怀孕后更要培养自己良好的生活作息，每天安排自己在一个相对固定的时间段如厕，形成规律后排便也就不那么痛苦了。

⑤ 用药。对于很多通过日常生活习惯调整后实在无法改善便秘的准妈妈来说，用药也许是最终的选择，建议在产检的时候告诉你的产检医生，目前已经有多种适合孕期服用的药物，妈妈们也不用担心会对宝宝产生影响，毕竟只有妈妈健康愉快了，宝宝才能健康成长。

10 宝宝在妈妈肚子里会打嗝吗？

准妈妈："徐医生你好，最近老是感觉肚子里时不时有规律的发出小声音，是什么原因啊，宝宝不舒服吗？"

根据这位准妈妈的描述，比较有规律，间隔也很短，可能是宝宝在打嗝哦！

从孕第10周起，分隔宝宝胸腔和腹腔的膈肌开始发育，胎儿有了新的小技能，就是"打嗝"。当然，这个阶段宝宝比较小，妈妈的感受可能还不怎么明显，随着孕周的增大，敏感的准妈妈可能会感受到肚子里有规律的跳跃感，一下一下又一下，那可不是胎动，可能是宝宝在打嗝哦，原因可能是因为膈神经还没有发育成熟，也可能是胃在扩张，但总之，属于正常的生理现象，会自动停止，不需要担心更不必时刻关注。

当然每位准妈妈的感受不一样，有的妈妈感觉是"得得得"，有的感觉"咯咯咯"，还有的感觉"嘀嘀嘀"，常被误认为是胎心、胎动甚至是宝宝的求救信号，其实就和咱们成人一样，几次羊水吞咽后大多就能自行缓解，而且针对准妈妈经常问的，可以做点什么让他/她停下吗？还真没有呢，宝宝打嗝既不会影响妈妈，更不会影响宝宝，不妨就让他/她自由自在地打吧！

11 孕期头晕眼花怎么办？

准妈妈常来咨询，孕前明明就是个女汉子，孕期怎么就成了"林妹妹"呢，怎么现在坐地铁、逛超市居然还会眼前一黑，吓得都不敢上班了，怕不是身体出了什么问题吧？那我们一起来看看孕期头晕眼花的前因后果。

（1）怀孕后为什么会经常觉得头晕？

① 怀孕以后因为体内激素的变化，女性的血管会扩张，血压随之下降，并在孕中期的时候达到最低水平，孕中晚期再逐步恢复到正常水平。对于血压的变化，大部分准妈妈的心血管和神经系统都可以适应，并不会有特殊不适的情况，但是在一些特定

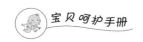

情况下，比如体位突然改变，环境密闭空气不流通，这就不能保证有足量血液流向脑部，随后就会产生头晕的情况，甚至会发生晕厥。

② 很多女性孕前因为工作繁忙，常有不吃早饭就匆忙出门的情况，如果孕期依然保持这样的生活习惯，就可能出现低血糖症状，比如头晕，伴有心悸、乏力、冷汗等不适的感觉。

③ 体位不当。一些准妈妈是家中"大熊猫"，天天吃了睡，睡了吃，尤其孕晚期，长时间仰卧或躺坐于沙发中看电视刷手机，也可能出现头晕的情况，那是因为随着孕周增加，子宫增大，平卧时沉重的子宫压在其后面的下腔静脉上，使下半身的血液不能返回心脏，回心血量减少，心搏出量减少，导致了脑血供不足，就可能引起头晕、胸闷等不适。

④ 除了生理情况和不恰当的生活习惯导致的头晕外，我们还需要排除是否为病理性情况引起的头晕，比如孕期贫血，也是引起孕妇头晕的常见原因。当排除了以上各种情况还是无法缓解头晕症状时，请一定记得求助于主诊医师，进行进一步检查明确原因。

（2）发生孕期头晕怎么办？

① 如果在家里发生头晕的情况，可以侧身躺下，一般侧卧位可以使血液迅速回流至心脏和脑部，缓解头晕症状，避免发生晕厥。

② 如果在公共场所发生头晕的情况，可以向身边路人求助，被搀扶到可以休息的地方坐下，并及时联系家属，尤其是遇到驾车等可能影响安全的情况下，请立即靠边打开双闪车灯停车，保护自己和他人的安全。

③ 如果发生时正处于地铁车厢、超市、电影院等密闭环境中，可以离开到户外休息，呼吸一下新鲜空气，如果休息后依然无法缓解症状，需要及时就诊。

（3）准妈妈应该如何避免头晕呢？

① 孕前身手再矫健，孕期也不要迅猛起身。当我们处于坐位时，血液会聚集于下肢，起身太快，可能导致下肢回心血量不足，引起血压下降，产生眩晕的不适感。同理，如厕后起身也要放慢速度，避免突然起身导致的眩晕。早晨起床，可慢慢起身，先静坐一会儿，双腿悬在床沿或者沙发边上，再缓慢站起，可以有效缓解不适。

② 孕中晚期休息和睡眠时可以采取侧卧位。正如我们上文提到的，仰卧会让增大的子宫长时间压迫静脉，导致血液回流减慢和不足，引起血压下降，出现头晕的感觉，对于孕晚期的准妈妈来说，仰卧和俯卧都不是值得推荐的睡姿。

③ 不要空腹出行。出门包中常备一些小点心，避免出现低血糖引起眩晕，对于准妈妈来说，随着孕周增加，子宫越来越大，可能会影响食欲，出现胃部不适的症状，很多准妈妈胃口并不太好，所以我们鼓励大家可以少食多餐，出门准备一些点心以备不时之需。

④ 避免去人流密集、通风不畅、温度过高的室内场所。冬天的时候很多准妈妈问我能不能泡温泉，除了需要评估场所安全性和卫生状况外，室温过高或泡澡过久都有可能引起血管扩张，血压降低，出现头晕的情况，所以对于本来体质就偏弱的准妈妈来说，出行环境也要纳入考量，避免凑热闹。

⑤ 避免运动过度。对于准妈妈我们鼓励孕期运动，但是

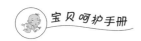

要注意方式方法和运动量，对于孕前没有很好运动基础的女性尤其如此，要根据孕期运动注意事项选择合理的运动方式，循序渐进。

（4）什么情况下需要及时就诊？

对于因为周围环境变化或者生活习惯不当引起的偶尔眩晕，一般通过合理的方式就能缓解，不需要过于担心。但是一些严重的孕期并发症也可能存在头晕的症状，所以一定不能掉以轻心，Dr徐想特别提醒大家，如果出现持续性眩晕、频繁发作的晕厥，或者伴随严重头痛、视力模糊、语音障碍、胸闷、心悸、气短、肢体麻木、腹痛及阴道流血等的情况，都需要及时就诊、告知医生，配合检查和治疗。

12 准妈妈会发生静脉曲张吗？

在大家以往的印象中，"静脉曲张"好像是上了年纪才会出现，难道准妈妈也会有吗？

（1）什么是静脉曲张？

在血液流动中，下肢静脉中的静脉瓣可以起到预防血液逆流的作用，使得静脉血液顺利回流至心脏。可是怀孕后，增大的子宫会压迫到下肢静脉，使静脉压增加，可能让静脉瓣失去原有的功能，没法再像孕前一样阻止血液倒流了。这样一来，血液淤滞在皮肤下的静脉中，也就是我们所看到的皮下弯弯曲曲的小蚯蚓一样的静脉曲张，准妈妈会感受到下肢肿胀、不适，走路也觉得辛苦。

随着孕周的增加，静脉曲张可能会逐渐加重。早期，大家只是会觉得腿有一点肿、有点麻，渐渐地可能会觉得疼痛，在不小心碰撞到的时候甚至出现出血和感染。

（2）如何预防静脉曲张？

① 多做腿部运动。俗话说，生命在于运动，准妈妈更是如此。有准妈妈咨询，说家人要求3个月内都要卧床休息来安胎，连大卡（孕产妇档案）都不让建，医院也不能去，作为妇产科医生，我们不仅不建议身体健康的准妈妈卧床保胎，更要求大家保持合理的孕期运动，以此促进下肢的静脉血液回流。

因为工作原因需要长期久坐久站的妈妈们，半个小时左右也要记得变化一下姿势。而对于不爱动，爱做手工、织毛衣、十字绣的准妈妈，Dr徐的建议是，这些相对安静的爱好，确实有陶冶情操的作用，孕期可以保持，但可别忘了时间，要记得多多站起来活动。

② 保持良好的坐姿，尤其不要跷二郎腿。不仅对于准妈妈，对于人类来说，这都不是一个良好的休息姿势。

③ 坐或躺的时候，尽量把腿部抬高。下班以后，如果准爸爸在家，可以帮助按摩一下准妈妈的双腿，方法可以使用双手的拇指由下至上按摩腿部肌肉，可以从脚踝到小腿背部，再到大腿内外侧，以此促进血液循环，这样做不仅对预防静脉曲张有作用，也可以缓解孕期下肢水肿。

④ 避免提重物。如果遇上大采购、搬运之类的工作记得叫上准爸爸做好帮手。

⑤ 不要穿袜口很紧的袜子，孕前的袜子嫌小了，最好去买新的。如果是由于工作原因不得不长期站立的准妈妈，可以选购

一些妊娠弹力袜，促进血液循环，保持静脉血回流至心脏。产后也可以继续使用，否则以后下肢都是密密麻麻的静脉曲张，也很影响辣妈的形象。

⑥ 如果因为工作原因需要频繁做"空中飞人"，建议间隔30分钟至40分钟起身活动一下，或者穿着弹力袜，起到预防作用。

孕期营养

本章节的内容大家都特别关心，孕期到底吃什么补什么，如何补才能恰当而不盲目，为此，Dr徐还请来了大学同窗岳阳医院的营养科主治医生Dr张一起来参谋，对于大家都很关心的问题解答一番，希望能给大家一些好建议。

 准妈妈的叶酸补充小知识

大部分女性从婚检或者孕前宣教时就听说了叶酸，也了解到叶酸可以预防宝宝的出生缺陷，那叶酸到底什么时候开始补，又要补充多少呢？

（1）叶酸到底是什么呢？

叶酸是一种水溶性B族维生素，在人体蛋白质、核酸的合成及各种氨基酸的代谢中起重要作用，是细胞分裂、细胞DNA合成及其正常生长所必需的物质。

（2）叶酸对宝宝的生长发育有什么好处呢？

叶酸对胎儿的大脑、脊髓的发育很重要，最常见的神经管畸形为无脑畸形及脊柱裂，叶酸量足够可以使胎儿发生神经管缺陷

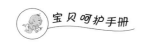

的风险降低50%～70%。目前研究还发现，叶酸可能对于一些其他出生缺陷的发生有一定的预防作用，比如：唇腭裂、先天性心脏病等等。

（3）为什么建议女性要从孕前就开始吃叶酸呢？

胎儿神经管发育的时间通常比较早，一般在末次月经后的8周内。而这个时候，大部分的女性才刚刚得知自己怀孕，如果这时才去补充叶酸对于预防神经管缺陷发生可能就有点来不及了。所以临床上，我们通常会建议从备孕时即开始补充。

（4）每天补充叶酸的合理剂量是多少呢？

我经常会建议备孕中的女性从孕前3个月就开始补充叶酸，剂量为每天0.4 mg。很多女性也会在医生建议下服用复合型多维片，其中的各种营养元素含量会更全面，有的多维片中叶酸量可以达到1 mg，也是属于安全剂量范围。

虽然各个品牌的复合维生素片中叶酸含量各有不同，但都在安全剂量范围之内。不过需要提醒大家的是，如果家中的多维片非孕妇专用，且叶酸量明显低于0.4 mg，可不要一次口服多片来达到要求剂量，以免其他维生素补充过量。

（5）什么情况下，准妈妈需要适当增加叶酸的补充量呢？

前文已经提到，叶酸每天补充0.4 mg就够了，但是，对于以下具有一种或者几种高危因素的妈妈，产检医生会建议补充更大量的叶酸。

① 曾有过神经管畸形胎儿妊娠史的女性。

② 有各种慢性疾病需要长期服药的女性，因为部分药物可能会影响叶酸的吸收，所以可能需要加量（具体可以咨询您的主诊医生）。

③ BMI指数严重超标的肥胖女性。

如有以上高危因素的准妈妈，在孕前检查时应该已经接受了科普宣教，得到个性化的建议，只需及时补充即可。

（6）只有叶酸片才能补充叶酸吗？

每天补充0.4 mg的叶酸片，或者是含有0.4 mg叶酸的多维片，是补充叶酸的最佳方法。食物中有没有叶酸呢？有的，在许多绿色蔬菜、橙、坚果、豆类等中都含有叶酸，但是食物中叶酸含量少，且叶酸不耐热，高温烹调后容易受到破坏，因此对于准妈妈来说，食物难以保证足量叶酸的补充。

（7）补充了叶酸，一定就不会生出缺陷宝宝了吗？

出生缺陷是多种因素综合造成的，而叶酸缺乏是其中比较重要的因素之一，合理补充，可以极大程度地减少出生缺陷的发生风险，但并不能完全杜绝。

（8）叶酸到底要补充多久呢？

通常建议准妈妈从备孕起开始口服叶酸（提前三个月为宜），既然末次月经后8周内胎儿神经管就已经发育完善，后期是否还需要补充叶酸呢？目前认为，叶酸对于其他的妊娠并发症也有一定的预防作用，所以，如果延长补充时间，不会对准妈妈有什么损害，准妈妈也可以在整个孕期补充。

（9）准爸爸需要补充叶酸吗？

有研究表明，体内叶酸水平高的男性，出现精子异常的概率也会降低。如果准爸爸体内叶酸水平低于正常，可能会使精子染色体异常的概率升高。所以在备孕期间，夫妻双方可以共同进行叶酸补充，也要记得多吃富含叶酸的绿叶蔬菜、水果、豆类等食物。

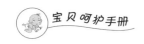

（10）意外怀孕没有补充叶酸怎么办？

不少准妈妈来咨询说自己是意外怀孕的，之前都没有补充叶酸，会不会影响宝宝发育呢？既然没有后悔药吃，就从发现怀孕开始好好补充叶酸吧，虽然叶酸可以降低出生缺陷发生风险，但也不表示不补充就一定会发生出生缺陷，保持良好的心情配合医生进行产检比起日日担心更为重要。

（11）有叶酸过高的说法吗？

目前有不少产院都会在准妈妈建卡的时候检查叶酸含量，该项检查目的主要为了筛查叶酸偏低的女性。一旦发现，可能需要适当增加补充量，如严重异常，还需要检查一下原因。而大部分准妈妈的化验结果都是高于正常值的，因为在孕期，准妈妈都会长期额外补充叶酸，数值偏高是非常正常的，大家不必担心，不会对宝宝造成什么不良影响，如果还有顾虑的女性，可以带着您的化验报告，让产检医生判断下是否已经可以停止补充了。

2 孕期DHA怎么补？

我们提倡优生优育，很多准爸爸准妈妈从备孕开始就四处搜罗让宝宝变聪明的好方法，于是从不同渠道了解到DHA好像就有这个作用，那孕期是否需要额外补充或者怎么补充才最佳呢？

（1）什么是DHA？

DHA（Docosahexaenoic acid）是二十二碳六烯酸，属于n-3系列多不饱和脂肪酸（n-3 Polyunsaturated fatty acid, n-3PUFA，也称 ω-3多不饱和脂肪酸）。该脂肪酸与二十碳五烯酸

（Eicosapentaenoic acid, EPA）一样，存在于各种鱼油中，特别是在深海鱼体的脂肪中含量高。

（2）DHA到底有什么作用呢？

DHA是大脑皮质、中枢神经系统和视网膜的重要组成成分，其在人体内水平的高低会直接影响脑细胞的增殖、神经传导、突触的生长和发育。

鉴于DHA对于视网膜及脑部的正常发育、胎儿及婴儿的正常视觉和认知功能十分重要，DHA近年来越来越受到追捧，毕竟大家都希望自家的宝宝成龙成凤、赢在起跑线上。不过DHA只是帮助正常发育，也就是让宝宝健健康康，至于以后是否可以成名成家，还是得靠后天的努力学习和家庭教育。

（3）可以通过哪些方式来补充DHA？

鱼类是DHA的极佳来源，坚果中的亚麻酸也可以在体内转化为一部分DHA（转化率较低）。同时，鱼油补充剂也含有丰富的DHA。就专家共识来说，食用鱼类就是最好的补充DHA的方法。

（4）补充DHA有没有推荐的剂量？

目前还没有绝对权威数据推荐妊娠期及哺乳期女性最低或最佳鱼类摄入量，2015年版专家共识建议膳食DHA每日摄入量不少于200 mg/d，但不建议高于1 g/d。

美国食品药物管理局（FDA）建议，每周摄入8～12盎司（226.8～340.2 g）海鱼即可，一般每周做饭的时候保证餐桌上出现2～3次鱼类就可以了（建议至少1次为富脂海产鱼）。爱吃鱼的妈妈再增加一两次也完全没有问题。

（5）有没有比较推荐的食材呢？

近年来，食品安全逐渐受到重视，很多海产品被发现了汞超

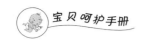

标的问题，那么哪些鱼类富含DHA且相对汞含量较低呢？例如凤尾鱼、大西洋鲱鱼、大西洋鲭鱼、贻贝、牡蛎、养殖或野生鲑鱼、沙丁鱼、鲷鱼和鳟鱼都是不错的选择。

中国妈妈对于海鱼需求不比国外，很多准妈妈更青睐于鲜美的河鲜，不过为了保证孕期DHA足量，大家还是需要准备起来，很多超市应该都可以购买得到。

除了以上列举的那些，中国妈妈比较容易接受的海鲜还有虾，不喜欢海鱼腥味的话也可以选择多吃虾，不过DHA含量比起鱼类还是略微偏低一些。

（6）海鲜过敏的妈妈怎么办呢？

对于确实因为身体原因，例如早孕反应特别严重实在无法食用海产品的准妈妈，也可以通过坚果补充，不过坚果含油脂过多，且转化率较低，准妈妈也需要适当控制，不能过量食用。一般每天控制在10 g左右，尽量选择原味食品，不要过多调味的。

另外，也可以口服一些含有鱼油或藻类合成DHA的补充剂作为补充，选择针对妊娠期的制剂就可以。当然，对于饮食均衡、毫不挑食的准妈妈来说，日常饮食已经可以满足DHA的需求，不额外补充也是完全没有问题的。

（7）准妈妈多吃海鲜，宝宝今后是不是不容易过敏呢？

孕期，我们鼓励准妈妈丰富均衡饮食，一项2015年的研究发现，补充DHA组别的女性后代在出生第一年内儿童期变态反应性疾病（如食物过敏、湿疹、鼻炎、哮喘等）发生率和未补充DHA组别相比是降低的，但在36月龄时发病率没有明显差异。不过，因为类似实验普遍存在样本量偏少、研究人群存在异质性的问题，所以结果仅供参考。

从现有的研究结果来看，准妈妈吃不吃海鲜，未必会形成明显差异，如果准妈妈实在不喜欢海鲜，也不必太过强迫自己。

最后想要提醒各位妈妈的是，古话常说药补不如食补，其实不无道理，再好的DHA补充剂都比不上直接吃鱼来的有效。DHA保健品是为了无法通过吃鱼来补充DHA的人群设计的。也就是说，只要能吃鱼，咱们就未必需要同时口服类似保健品，吃好喝好，才能度过快乐孕期。

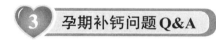

3 孕期补钙问题Q&A

孕期要补钙吗？相信准妈妈都会说当然要，可是为什么要补？应该如何补呢？ Dr徐来为大家一一解读。

（1）孕期每天补钙量多少合适？

根据中国营养学会2015年《中国居民膳食营养素参考摄入量》建议准妈妈钙摄入量推荐标准是：孕早期800 mg/d，孕中晚期1 000 mg/d，哺乳期1 000 mg/d。每日摄入量不要超过2 000 mg。

（2）富含钙的食物有哪些？

说起补充营养元素，我们总是鼓励先从食材入手，食物中可以补足的，就可以不补或者少补一些营养剂，毕竟怀孕只是一个生理过程，每次看到准妈妈大把大把吃"药"，实在让人心疼。

很多准妈妈从得知怀孕开始就疯狂补钙，国产的、海外代购的，哪怕瓶身满满外文，什么也看不懂，只要别人说对宝宝发育有益就吃。老话常说，药补不如食补，许多食物本就富含钙，所以孕早期，宝宝对于钙的需求并没有那么高，准妈妈只要均衡营

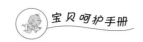

养，可以不必刻意额外补钙，除非孕早期已出现腿抽筋等情况，可以在主治医生指导下补钙。

牛奶及奶制品是食物中的补钙小标兵，可作为首选，吸收率也很高。牛奶钙含量每100 ml能达到120 mg的属于高钙奶类，普通牛奶100 ml中钙含量为100～104 mg，所以准妈妈可选择高钙奶。每天喝400～500 ml牛奶，就可以补充到480～600 mg钙，并且牛奶富含氨基酸、乳酸、矿物质和维生素，可以促进钙的消化和吸收。对于早孕反应比较严重喝奶就吐的妈妈来说，也可以尝试以奶粉、酸奶、奶酪来代替。

大豆、豆制品、坚果、鱼虾和蔬菜含钙量也较高，我们来看以下这个表，大家可以转发给家中的"大厨"，作为食材挑选的参考。此外，蔬菜钙吸收率很低，所以一般不作为补钙首选，但是作为辅助食材也很不错。

常见食物中钙的含量［mg/（100 g可食部）］

食物　含量	食物　含量	食物　含量	食物　含量
虾皮　991	豆腐　164	西兰花　67	豆角　29
全脂奶粉　676	油菜心　156	鸡蛋　56	橙　20
芝麻　620	扇贝　142	草鱼　38	豆浆　10
河虾　325	牛奶（鲜）　104	馒头　38	米饭　7
海蟹　208	小白菜　90	白萝卜　36	瘦肉　6
黄豆　191	鲫鱼　79	人奶　30	苹果　4

数据来源：中国居民膳食营养素参考摄入量（2013版）

（3）食物补钙注意事项。

小鱼小虾要连骨带皮吃效果才好，担心口感不佳的话，可以尝试料理机打碎入菜，例如Dr徐是上海人，就特别喜欢吃各种馄饨，虾皮作为配料入汤，味道很好，各地的准妈妈也可以按照个人口味进行料理。

但对于血压异常或者下肢浮肿明显的准妈妈，还需要特别注意盐摄入量，所以在吃豆干、虾米之类食物的时候，可选择：无盐或低盐，并且需要控制量，不可因为能补钙就疯狂摄入，以免适得其反。

深色蔬菜焯水后料理，这样可以去除草酸，以便钙质吸收。

坚果虽富含钙，但是脂肪含量过高，每日摄入建议不要超过10 g。前文中我们还曾给大家介绍过准妈妈不必刻意回避喝茶和咖啡，适量喝茶和咖啡不会影响宝宝发育，不过还是要啰嗦几句，人体内的钙磷比是2∶1，含磷高的可乐等碳酸饮料、咖啡、酒精等会降低钙的吸收，所以把握好每天钙的摄入量哦!

（4）喝骨头汤补钙效果好是真的吗?

民间常说吃啥补啥，喝大骨汤猪脚汤到底补钙吗? 虽然动物骨骼里80%以上都是钙，但遗憾的是钙并不溶于水，1 kg大骨熬汤两小时，汤中钙含量仅为20 mg左右，却监测到了过量的脂肪和盐分，脂肪中的脂肪酸会与钙形成脂肪酸钙，影响钙的吸收。此外，肾脏代谢盐还要额外消耗钙，这样除了越喝越胖以外，并不能起到理想的补钙效果。

准妈妈喝汤当然可以，喝前撇去浮油，但不要过分寄希望于大骨汤补钙，更不要每顿都是鸡汤、骨汤、腌笃鲜。

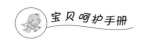

（5）孕期补钙会不会让胎盘钙化？

准妈妈常问的"胎盘钙化"，其实是胎盘成熟的一种表现，通常到了孕晚期，B超发现胎盘有不同程度的钙化是正常的表现。至于胎盘分级，很多准妈妈看了孕周相当的左邻右舍都是Ⅱ级，自己却是Ⅲ级，就开始莫名担心。其实大可不必，B超作为辅助检查，给临床医生作为参考，胎盘成熟表示宝宝已经发育完善，准备和爸爸妈妈见面了。

正常的胎盘钙化不会导致胎盘营养功能丧失，也不会对宝宝生长发育产生危害，每日正常的 1 000 mg 的补钙量也不会造成胎盘提前钙化。

如果还处于孕早中期，B超提示存在胎盘钙化，产科医生还是会比较重视的，并且会建议大家做进一步检查以明确原因，请一定要配合。

（6）孕中期还没有出现腿抽筋，是否就可以不用补钙？

孕期腿抽筋，是大家可以感受到的比较明显的缺钙信号，但轻中度的缺钙并不会有明确的症状。等感受到明显症状的时候，体内可能已经出现了比较明确的缺钙情况，那时候再开始补钙，效果往往不太理想。

所以，通常建议大家早中孕期保证每天 500 ml 左右的高钙牛奶摄入，基本可以达到补钙需求，如果没有特殊不适可以不必额外补钙。如果孕早期就发生了腿抽筋、无力或者肌肉酸痛的情况，需要提早开始补钙。

到孕中期，也就是 16 ～ 20 周，宝宝骨骼开始快速增长，无论有无症状都建议额外添加钙片，在高钙牛奶持续摄入的情况下，额外补充 600 mg 左右的钙片就可以了。

（7）补钙会引起便秘吗？

孕期便秘还是比较普遍的，至于原因和解决方法，大家可以参考我们之前关于孕期缓解便秘的方法。

补钙并不会加重便秘，如果症状特别严重，极大影响日常生活，医生或许会建议妈妈更换为其他种类钙剂。其实，大部分的妈妈只要注意膳食纤维摄入、进食规律、养成良好的排便习惯、保持足够饮水量和运动量，便秘都能得到改善，不要让钙剂轻易背了便秘的锅。

（8）孕晚期补钙会让宝宝头变硬变大，会影响顺产吗？

胎儿期，宝宝的头本就是全身最大的部位，和补钙无关。头颅非一体成型，各骨骼之间存在颅缝，颅缝和囟门之间还有软组织覆盖，所以头颅有极大的可塑性。分娩过程中，为了适应产道大小，宝宝的头会变得长长的，出生后过几天就会变回圆圆的，所以不存在补钙影响顺产的情况，只要孕期适当运动、产检时妈妈和宝宝正常，相信都是可以顺利分娩的。

（9）吃钙片的时间、方式有没有要求？

如果每天吃一次钙片，可以选择睡前吃，这样吸收程度比较好。

如果是一日吃几次补钙，不要空腹补钙，也不要边吃饭边嚼钙片，以免食物影响钙吸收，可以选择餐后0.5 ～ 1小时补钙。

不要把钙片溶于牛奶一起喝，因为牛奶的钙含量已经很高了，拼命加钙也不会加倍吸收，不如分开补充。

最后，有的准妈妈每天要口服大量的保健品或者药物，尽量和钙片分开口服，以免影响吸收。

（10）购买钙片有哪些注意事项？

注意购买正规厂家的钙片，如果医院可以配最好，如果没

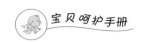

有，可以在药房购买，看清厂家、生产日期、保质期、批号等，总之就是要通过正规渠道购买。

不要轻易相信网络上吹得天花乱坠的海外代购钙片，瓶身一个中文字也没有的药品非但不是最好的，往往还有一定风险。

（11）医生让补钙的同时服用维生素D_3，起什么作用？

准妈妈普遍存在户外运动和日晒不足的情况，所以如果正常补钙却依然反复出现缺钙症状，主诊医生可能会建议配合维生素D_3一同补充促进钙吸收，也鼓励准爸爸多抽时间陪伴准妈妈外出参加户外活动，出门的时候脸部可以做好防晒，手脚可以露出一些皮肤接受阳光洗礼，但是要避开极端高温的时间段，以免准妈妈觉得不舒服。

（12）哺乳期还需要继续补钙吗？

哺乳期的妈妈每日需要 1 000 mg 以上的钙，需求量高于产前，那是因为妈妈们体内有大量钙质要通过乳汁输送给宝贝，让他（她）茁壮成长，所以建议产后继续每日喝 500 ml 牛奶，并且保证正常多样饮食，基本就可以满足哺乳期钙需求，如果因为各种特殊情况，不能喝奶，可以每天继续补充 300 ～ 600 mg 钙剂。

以上就是对大家关心的补钙问题的小总结，希望可以帮助到各位准妈妈。

4 发生缺铁性贫血怎么办？

孕期贫血，在准妈妈中是非常常见的，而其中，占比最高的莫过于缺铁性贫血。如果发生孕期贫血，准妈妈该怎么办呢？

（1）妊娠期贫血怎么诊断呢？

通常，准妈妈会在孕期接受数次血常规检查，主要通过血红蛋白的水平进行诊断，对于准妈妈来说，可以注意下自己的血红蛋白量，通过这个指标还是非常容易判断的。

世界卫生组织将孕妇贫血的标准规定为血红蛋白水平低于110 g/L，许多产科医生还会根据自己的临床经验将血红蛋白范围为110 ～ 120 g/L定义为临界范围，对准妈妈进行提醒。

（2）哪些准妈妈更容易发生孕期贫血？

① 孕前就贫血或月经量特别多的准妈妈。因为体内的铁储备过少，孕期更易发生贫血。

② 多次妊娠的准妈妈。且本次怀孕为意外妊娠，身体尚未完全恢复。

③ 孕期有过出血等病理性情况发生，比如准妈妈凝血功能异常或前置胎盘等等。

④ 多胎妊娠的准妈妈。因为宝宝们对铁的需求非常大，所以多胎妈妈的孕期会面对的贫血风险更大。

⑤ 年纪特别小或高龄妊娠的准妈妈。

（3）贫血是否会对宝宝产生影响？

通常来说，许多准妈妈都会有轻度贫血，其实不必过分担忧，通常通过饮食调整或药物治疗即可恢复健康。

（4）如何预防贫血发生呢？

① 调整饮食结构。就像文章一开始我们所提到的，大部分准妈妈的孕期贫血都是因为缺铁造成的，所以对于轻度贫血的妈妈们，通过调整自身的饮食结构就能达到不错的效果。

例如动物内脏、鸡鸭血、红肉类（牛羊肉）、鱼类和禽肉，

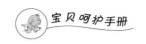

所含丰富的铁离子很容易被人体吸收达到补铁的效果。而我们从小被各种推荐的菠菜、红豆等等，其含有的铁离子被人体吸收的量却很有限，吸收率并不高，所以家中"大厨"们选择食材方面可以有所侧重，不妨多选择铁含量高且更容易被人体转化吸收的食物以达到事半功倍的效果。

② 补充维生素C。维生素C虽然不直接含有铁，但是对于铁的吸收有锦上添花的作用，所以，多吃富含维生素C的蔬菜、水果对补铁也有不错的效果。

③ 尽量减少喝茶和咖啡。茶和咖啡并不利于人体铁吸收，所以，如果准妈妈已经贫血，对于茶和咖啡，还是需要尽量忌口。

④ 药物干预。对于通过饮食结构调整见效甚微或者贫血较严重的准妈妈，主诊医生可能会用药物进行干预，比如含铁口服液或铁剂。大部分的准妈妈在用药后贫血情况即可得到改善，至于很多准妈妈担心的药物会不会对孩子产生影响的问题，可以说，产科医生用药是极其谨慎的，而且铁剂孕期使用也是安全的。

临床上见过很多准妈妈对于医生配的药虚心接受，但就是藏起来不吃，结果分娩的时候，产妇出血量增多伤口也不易愈合，再一详查，宝宝也变成了贫血宝宝，可以说是得不偿失。

（5）服用铁剂纠正贫血的注意事项。

很多准妈妈好不容易过了心理这一关，又被铁剂带来的不适反应搞得心烦意乱，无法坚持。我们不妨为准妈妈做个预告，有了心理准备，很多不适也变得可以接受了。

① 恶心、呕吐、胃部不适。在补充铁剂的过程中都是有可能发生的，虽然铁剂空腹服用效果最佳，但是如果准妈妈的胃肠

道反应实在严重，建议准妈妈饭后服用铁剂，能明显缓解不良反应。

② 便秘。准妈妈本来就容易发生便秘，服用了铁剂以后会雪上加霜。预防便秘要记得三件套：喝水＋高纤维饮食＋合理运动，具体怎么做还可以查看孕期不适章节中提到的孕期便秘的处理方式。另外，部分准妈妈的大便可能颜色会变深，或者呈黑色，也属于正常现象。

③ 据说有一些含铁保健品在准妈妈中比较流行，因为是非处方药，所以准妈妈的担心相对较小，很多人误以为保健品没有副作用更安全，其实不然，大多保健品中的含铁量少，并不足以纠正贫血，所以还是建议明确诊断后遵医嘱用药。

（6）孕期如果发生以下症状务必及时求助你的产检医生，因为这些症状可能提示贫血的症状非常严重。

① 常感疲倦、乏力、头晕目眩。

② 呼吸短促或觉得心悸、耳鸣、头痛。

③ 眼睑和甲床发白。

5 准妈妈到底吃什么蛋？

以下是关于孕期吃什么蛋的诊间对话：

（一）

"徐医生，你有没有听过胎毒？"

"什么胎毒？"

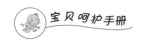

"就是胎毒呀，我妈妈和婆婆还有菜场的阿姨都说胎里有毒，要去除胎毒，可以食用鹅蛋，你听过吗？"

"我没有听过，我也不知道什么是胎毒。"

为了解答大家的问题，Dr徐特地去咨询了营养科张医生，还查阅了一些资料，发现大家所说的"胎毒"可能就是宝宝出生后出现湿疹、过敏、鹅口疮等问题，而这些现在也被证明了和新生儿的喂养及护理方式是否正确有很大的关系，并非一个鹅蛋就能预防和解决的。很多妈妈觉得鹅蛋口感不佳、腥味严重，一点儿都不想吃，可是为了去掉宝宝的"胎毒"，还是捏着鼻子吞了下去，实在大可不必。

（二）

"徐医生你听过鸽子蛋吗？听说鸽子蛋的营养是鸡蛋的好几倍，你知道吗？"

"我也不知道呀，我再去问问我们的营养师。"

大家可以参考一下下页中的图表，看完了图表，想必大家都明白了吧？其实没有哪一种蛋是具备特殊的"神仙功能"的，虽然个别营养成分上会有你高我低的差异，但可没有传说中的那样悬殊。

所以准妈妈大可按照自己的喜好，想吃哪种就哪种。

100克生重营养成分（蛋类）

名称	可食部分（%）	水分（g）	能量（Kcal）	蛋白质（g）	脂肪（g）	碳水化合物（g）	胆固醇（mg）	维生素A（视黄醇当量μg）	维生素B₁（mg）	维生素B₂（mg）	烟酸（mg）	维生素E（mg）	钙（mg）	钠（mg）	铁（mg）
鹌鹑蛋	86	73	160	12.8	11.1	2.1	515	169	0.11	0.49	0.1	3.08	47	106.6	3.2
鹅蛋	87	69.3	196	11.1	15.6	2.8	704	96	0.08	0.3	0.4	4.5	34	90.6	4.1
鸡蛋（白皮）	87	75.8	138	12.7	9	1.5	585	155	0.09	0.31	0.2	1.23	48	94.7	2
鸡蛋（红皮）	88	73.8	156	12.8	11.1	1.3	585	97	0.13	0.32	0.2	2.29	44	125.7	2.3
鸭蛋	87	70.3	180	12.6	13	3.1	565	131	0.17	0.35	0.2	4.98	62	106	2.9

数据来源：中国食物成分表（第二版）

孕期自我监测

说到孕期自我监测，很多准妈妈都兴趣盎然起来，科技越来越发达，很多医疗设备也都开始逐渐商品化了，胎心仪、胎心监护仪随处可以购买。

作为妇产科医生，想要提醒大家的是：医疗设备的使用还是建议交给专业的医务人员操作，且不说仪器设备的精密度差异，操作上也需要经过专业培训才能得到准确的结果。事实上，准妈妈已经经过了正规产检，通过检查了解到胎儿正在健康成长，就大可不必每天谨慎小心地用胎心来再次证明了。

 孕晚期自我监测：数胎动

孕晚期最好的自我监测方法是什么呢？作为妇产科医生，推荐的最简单、最直接、最有效的自我监测方法依然是：数胎动！

"Dr徐你确定不是在开玩笑？数胎动居然是最有效的自我监测手段？"

当然，掌握准确的方法至关重要，我们一起来了解下胎动到底代表了什么，准妈妈又该怎么数？

（1）什么是胎动？

胎动是指胎儿在子宫腔里的活动冲击到子宫壁的动作。胎儿在子宫内伸手、踢腿、冲击子宫壁，这就是胎动，是反应胎儿宫内状态是否良好的一种信号。

（2）什么时候开始出现胎动？

一般胎动出现时间为孕16～20周，如果你孕8周就有胎动的感觉，那应该是错觉，因为那时候宝宝还不具备产生胎动的能力，如果准妈妈在孕22周时还没有感受到胎动，需要找到产检医生进行检查。

（3）胎动是什么感觉？

这个因人而异，而且几乎所有孕早期的妈妈都会觉得好奇，根据不完全统计，妈妈们对于第一次胎动的描述都各不相同：有的说是肠子咕噜咕噜叫，有的觉得是小鱼在肚子里面游泳，有的说是蝴蝶在飞。随着孕周的增长，宝宝体格强壮起来，妈妈的感觉就会逐渐明确。

还没有胎动的准妈妈可能会觉得很难理解，但只要你经历了，就一定不会忘记，因为胎动的感觉实在是太奇妙了。

（4）孕几周开始数胎动比较合适呢？

孕28周前，宫内羊水量多，宝宝力度也不够强，胎动并不明显，所以准妈妈自数得到的数值未必准确，还不具备参考价值。

对于比较敏感或情绪比较焦虑的准妈妈来说，如果自觉当天胎动与平时相比明显异常，建议可以就诊检查一下让自己安心，以免过分紧张。

（5）怎么数胎动？

孕28周后，就可以开始自我监测。

正常情况下1小时内胎动不少于3～5次，一般认为5分钟内连续动只算一次。

数胎动的时间可以选择在饭后半小时开始，一日三餐，一天三次，每次一小时，这样不容易遗漏。

准妈妈每天可以做个记录，因为3～5次只是大致的正常范围，也可能存在一定的个体差异，对于一些天生"稳重"或特别"活跃"的宝宝来说，可能就并非稳定在这个范围，产检时记得跟医生说一下，只要宝宝一切正常，就不用担心。

如果宝宝一直胎动正常，但某天数据跟平时差异大于50%，需要引起重视。

（6）什么情况需要就诊?

如果偶尔一小时数胎动发现频率过高或过低，不要过分紧张，很多时候都是因为准妈妈数胎动时"不走心"，刷手机、聊个天、玩游戏……而遗漏了宝宝的胎动；也可能是宝宝正在妈妈肚子里补觉，建议再连续数一个小时，播放一些胎教音乐，让宝宝精神些。

如果恢复正常就不用太过担心，如仍为异常，需要及时前往医院就诊，排除病理性因素，以免错过最佳治疗时机。

孕期运动

关于孕期运动，已经在前文中频频被提起，孕期运动，早已不仅仅为了保证妈妈的身形，更重要的是，合理程度的孕期运动，能够保障母婴安全，但是怎么练？何时练？练多久？也是所有准妈妈需要提前了解的。

 孕期运动注意事项

准妈妈常常早孕反应明显，容易觉得累，体重却在不断增加，这些都是孕期很常见的情况，只要孕期经过合理运动，很多不适症状都能得到缓解。即使是准妈妈，同样可以活力四射。

（1）孕期运动到底有些什么好处？

① 减少准妈妈全身各种疼痛的症状，明显缓解便秘及身体水肿情况。

② 可以预防或辅助治疗许多妊娠期常见不适或疾病，例如妊娠期糖尿病、孕期便秘等。

③ 运动时分泌的多巴胺可以改善准妈妈的心情，降低孕期

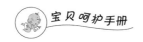

及产后抑郁发生率。

④ 保持身形，合理控制孕期体重增长。

⑤ 白天运动了，自然可以提高睡眠质量，缓解准妈妈失眠的情况。

⑥ 定期合理的运动可以提高肌肉力量，增强耐力，在自然分娩时提高应对分娩疼痛的能力，顺利分娩。

（2）怀孕后，我们的身体会有哪些变化呢？

① 关节。孕期关节韧带因为激素分泌的关系会变得松弛，关节活动度较孕前有所增加，也变得更容易受伤。所以，在孕期，妈妈运动需要注意避免剧烈运动，以免意外受伤。

② 重心。随着子宫增大，身体重心会前移，对关节和肌肉产生更大的压力，尤其是骨盆和背部。特别是妊娠后期，妈妈常常会发生重心不稳的情况。所以，运动的时候要穿着舒适合脚的运动鞋，千万注意不要摔倒，避免受伤。

③ 心肺功能。孕期体重会有所增加，所以运动后肌肉的氧气和血流量会上升得更快。这也是为什么很多妈妈觉得，相同的运动量，孕前毫无影响，孕期运动后心率明显变得更快了。所以建议妈妈在孕期运动时根据自己的身体情况适当调整，以自己可承受的运动强度为宜。

（3）哪些准妈妈需要遵医嘱选择运动方式呢？

① 有流产、早产症状的或正在接受治疗的。

② 孕前患有某些基础疾病，心肺功能不佳的。

③ 多胎妊娠的准妈妈。

④ 诊断为前置胎盘或曾有过阴道流血的。

⑤ 孕期患有严重贫血、先兆子痫等严重孕期并发症的。

（4）孕期运动方式推荐。

① 走路。这是一种几乎人人都可以参与的孕期运动，让全身都得到了锻炼。至于运动速度和运动量，大家可以循序渐进，建议目标速度达到5千米/小时，微微出汗，就可以达到比较好的运动效果。但是强度和时间需因人而异，孕前毫无运动基础的妈妈们，完全可以从0开始，逐渐增加运动量。个人建议快走时间每次不宜过长，20～30分钟即可，对于本身体重比较大，或者步行后膝关节有明显不适感的准妈妈，还需要适当减量。

② 游泳。这也是对准妈妈非常有好处的一项运动，游泳可以锻炼到全身肌肉，因为水的浮力，在运动过程中也可以避免因孕期体重增加而给关节带来的压力而引起的受伤。但是妈妈们在选择泳池的时候需要综合评估设施环境，更衣或在游泳池边上行走的时候一定要注意安全。

③ 跑步。如果准妈妈孕前就有跑步习惯，产检一切正常的情况下，也不必因为怀孕而中断，只需适当降速减量即可，说不定未来的宝宝也会是个运动健将呢。

④ 瑜伽或其他伸展类运动。此类运动除了可以放松肌肉外，还会有一些提高核心力量的动作练习，为将来自然分娩做准备，可以起到缩短产程的作用。但是需要提醒准妈妈们的是，因为瑜伽的动作幅度较大，如果姿势有误反而容易引起受伤。所以个人并不建议准妈妈在家里跟着视频自行练习，还是建议大家在专业的瑜伽教练指导下进行锻炼。

（5）运动开始前注意事项。

每次活动前注意热身5～10分钟，以保障准妈妈的孕期

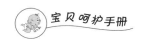

安全。

至于方法，可以以拉伸或慢走为主，避免肌肉在运动过程中感到僵硬和疼痛。

在运动后，通过慢慢减少运动量的方式，让心率和呼吸逐渐恢复到运动前，注意进行5 ～ 10分钟的再次拉伸进行恢复。

通常建议中等强度的运动在孕16 ～ 32周间进行，如有专业教练和医师指导，可持续整个孕期。

（6）以下运动不建议在孕期进行：

① 有较大垂直高度差的运动，如滑雪速降等。这样的运动不仅容易引起重心不稳，难以保持平衡，很多此类活动的运动场地的海拔通常较高，也容易引起高原反应，就像我们前面提到的，准妈妈的心肺功能有所下降，这样的运动可能会让准妈妈变得呼吸困难，引起缺氧。

② 有较多跳跃的运动。这样的运动可能会引起摔倒等不安全的情况发生。

③ 深潜等深海运动。因为深海的水压可能会给腹中宝宝带来风险。

④ 极端气候下的户外运动。比如严寒或特别炎热的天气下，可能会让准妈妈和宝宝都感到不适。

当然，以上只是针对大部分准妈妈的运动意见，如果有的准妈妈孕前就是运动员或有非常好的运动习惯和能力，只需要告诉医生，进行综合评估后，依然可以保持孕前的运动习惯和强度。

无论采取何种运动方式，运动前和运动后务必做好热身和拉伸活动，避免受伤。

（7）孕期运动的衣着建议。

准妈妈运动期间衣着也不可马虎，内衣方面务必选择能支撑胸部的孕期内衣，哺乳期亦是如此。孕期和产后因为激素变化的原因，许多妈妈的内衣尺寸有所改变，很多妈妈为了图省事，只求买大，不求合适，造成哺乳期后胸型变化无法纠正，所以，选择能提供支撑的专业的孕期和哺乳期内衣尤为重要。

（8）运动时的注意事项：

① 运动时可控制在中等强度，微微出汗为宜。还有比较简单的评估方式是，准妈妈在运动的时候可以和准爸爸说话交谈但是气息控制不稳，唱不了歌。

② 运动练习注意循序渐进，切不可抱着一步登天的想法，以免得不偿失。

③ 在特别炎热、寒冷或湿度特别大的天气避免运动。

④ 运动期间要少量多次地补充水分，不要大量快速饮水，以免加重心脏负担。

⑤ 孕期运动并不是为了减肥，主要是希望妈妈们能提高肌肉力量，控制体重增长，帮助顺利分娩。所以还是注意饮食均衡，不要刻意减少用餐量，更不能空腹运动，运动后需要适当增加能量摄入。

（9）出现什么情况需要停止运动呢？

① 运动期间发现阴道流血、流液，需要立即停止，并寻求医生帮助。

② 感到头晕、头痛、呼吸急促或心率明显加快的情况下，可慢慢降低运动强度，到逐渐停止，休息后等待恢复。

③ 尚未足月但在运动过程中自觉有明显或频繁的宫缩也请

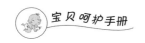

停止运动，进行观察，如果持续时间较长需要到医院就诊。

2 孕期盆底运动怎么做？

提到孕期运动，很多准妈妈首先想到的是快走、瑜伽、游泳等，却往往忽略了对于女性非常重要的盆底运动，盆底肌虽然看不见也摸不着，却关系到女性产后的生活质量，所以请大家跟着Dr徐来认识盆底肌到底多重要，盆底运动又该怎么做？

（1）什么是盆底？

盆底是由肌肉、韧带和片状组织构成的吊网。我们可以把盆底想象成为一个富有弹性的蹦床，而子宫就在这吊床之上，整个孕期都要依托子宫使其在盆腔内的正常位置，如果盆底承重时间过久力量过大，会因为过度牵拉而肌力减弱，这也就是为什么许多缺乏运动或多胎生育的妈妈容易发生产后盆底肌松弛，产生各种不适情况。

（2）盆底到底有什么作用呢？

① 盆底最大的作用是固定器官在其该在的位置，比如膀胱、肠道和子宫。

② 控制排尿和排便。很多准妈妈在产后都会有漏尿的情况发生，原因就是肌肉尚未恢复到产前。如果通过一定的主动或被动运动可以在半年内逐渐恢复。

③ 加强阴道和直肠的肌肉力量，维持和谐性生活。产后的性生活是婚姻是否幸福的重要一环，很多女性纠结于顺产会侧切导致影响性生活质量而盲目选择剖宫产分娩，其实，通过我们的

科普希望更多人了解到，维持盆底肌肉力量才是最重要的。

④ 稳定髋关节、骨盆和下背部关节。前文阐述孕期身体变化中我们已经提到过，孕期激素水平的改变会使各个关节松弛，所以良好的盆底功能能促使妈妈们于产后阶段让关节尽快各归其位，防止受伤。

⑤ 帮助人体血液循环，盆底肌的力量足够好，孕期水肿等不适也能得到相应改善。

（3）为什么在孕期就要进行盆底肌训练？

① 增加肌肉强度和耐力，以支撑怀孕后额外增加的体重，除了肌肉松弛外，肌肉过分紧张，也会导致女性盆腔周围不适和疼痛，这些都是盆底肌肉力量不足的表现。

② 自然分娩过程中缩短产程，减少疼痛感。

③ 盆底肌肉力量强，血液循环自然好，对无论自然分娩还是剖宫产的伤口愈合十分有利；对于孕期和产后的痔疮也有缓解作用。

（4）盆底运动前，先学会呼吸。

正确的呼吸方法是一切运动的基础，能让孕期或者产后运动起到事半功倍的效果。

用一次腹式呼吸作为练习开始的准备，选择舒适的姿势，躺着会让准妈妈觉得不舒服，那我们可以选择双腿略微分开与肩同宽的站姿，手放于腹部，吸气时感受到腹部慢慢变大，呼气时嘴巴轻而慢地吐气，想象

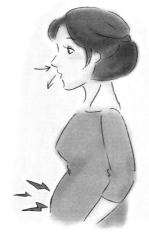

以腹式呼吸作为准备

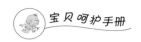

肚脐往脊柱方向并向上提，就像穿上了一条很紧的牛仔裤拉上了拉链，这就是腹部收紧的感觉，在之后的运动中都要保持！

（5）盆底训练。

正式开始练习之前，找到你的盆底肌，很多准妈妈说这个肌肉看不见摸不着的，不知道在哪里。

其实很简单，大家跟我来"脑补"一个画面，你正在畅快地排尿，突然，有人敲门，惊吓后赶紧忍住，这就是盆底肌收缩的感觉。

① 第一阶段：简易练习。

a. 站立，双手交叉置于肩上，脚跟内侧与腋窝同宽，用力夹紧。保持5秒钟，然后放松。重复此动作20次以上。

b. 在等车站立、办公室电脑前工作过程中都可以进行。

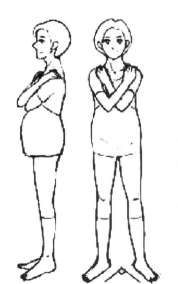

站姿练习

② 第二阶段：自我训练。

a. 平躺、双膝弯曲。平躺不适的话，可以调整为舒服的姿势。

b. 收缩臀部的肌肉向上提肛。

c. 紧闭尿道、阴道及肛门，具体方法可参考上文中的"如何找到你的盆底肌"。

d. 想象用阴道吸引某种东西，先想象从阴道入口开始上提，再逐渐沿阴道上升，并支持3秒钟。重复10次为一组，每日3组以上，逐渐增加到25次为一组。

e. 使阴道下降，就像将某种东

西挤出阴道。支持3秒钟即放松，重复10次为一组，每日3组以上，逐渐增加至每组25次。

f. 保持骨盆底肌肉收缩5秒钟，然后慢慢地放松，5～10秒后，重复收缩。如果觉得收缩5秒非常辛苦，那我们可以从每次收缩2秒开始，循序渐进。

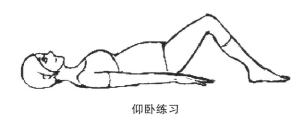

仰卧练习

在练习期间，要记得收紧腹部，这样才能让盆底肌得到更好的锻炼。

（6）盆底训练注意事项：

① 放松和收紧一样重要。收紧后，要记得放松让肌肉得到休息。每次收紧前要保证肌肉已经彻底放松了。分娩过程中，助产士会建议妈妈在宫缩间歇放松身体，适当休息，如果时刻维持非常紧张的姿态，那段时间便会觉得疲惫不堪。

② 运动全程照常呼吸，保持身体其他部位的放松。可以用手触摸腹部，如果腹部有紧缩的现象，则说明带动了腹部肌肉。如果练习后有腰酸背痛的感觉，说明运用了腰背部肌肉，同样需要纠正。建议重新寻找到盆底肌后练习。

③ 如果孕期有任何不适或经产科医生评估有不建议运动的合并症，请大家暂停练习，配合产科医生治疗。

一朝分娩

小心翼翼地经历了漫长的孕期，终于要迎来宝宝的出生，准爸爸准妈妈可谓既兴奋又紧张，待产包准备好了吗？什么情况说明临产了呢？不同的分娩方式需要做什么相应准备呢？就在这一章节里为大家一一介绍吧！

 准妈妈们召唤的待产包清单来喽！

怀胎十月，一朝分娩，孕37周起，即视为足月，随时都有分娩可能，建议妈妈们提早一个月将待产包准备好，一个24寸行李箱的空间比较合适（有的医院因为空间所限无法携带行李箱，用旅行袋也是可以的）。

之所以请大家在孕晚期起就开始着手准备待产包，那是因为随着孕周增加，产检次数变得频繁，各种意外情况也随时可能发生，万一在外出或产检时突然出现各种状况需要直接留院或者治疗，有备无患的准妈妈也能运筹帷幄地指导准爸爸拖上箱子来医院，否则，准爸爸整理物品时手忙脚乱、抓耳挠腮的景象，大家应该都能脑补吧！

（1）证件。

① 夫妻双方身份证件。这是办理入院必需品，宝宝出生后的出生证也需要提供父母双方身份证原件，过期的或者遗失了的"没头脑"们赶紧去补办吧。

② 就医卡。住院办手续时需要使用，不同地区的就医卡可能不同，记得提前确认。

③ 银行卡。请带好准爸爸记得住密码的那一张。很多准爸爸办住院手续的时候激动得手都抖，容易忘记密码，当然随着生活愈加便捷，基本带上手机就能搞定一切。

④ 产检病历。大部分产检卡由产院保管，部分由孕妇本人自行保存。

以上证件体积并不大，建议孕晚期时准妈妈能准备个文件袋，把所有必需的证件都装在里面，随身携带，以备不时之需。

（2）妈妈物品。

① 月子服。2～3套，无论哪个季节，都建议购买前开襟的哺乳衣，方便母乳喂养，材质方面可以选择吸汗排汗性能良好的衣料，妈妈们分娩后3天内为排汗最多的日子，建议时常换洗，前开襟方便产后身体虚弱的妈妈穿脱及哺乳，大部分医院都无法做到为准妈妈随时更换病号服，所以，放一些备用的衣物在医院，让妈妈住院期间可以舒适一些。

② 哺乳内衣。哺乳期也应穿戴合适的棉质胸罩，以起到支托乳房和改善乳房血液循环的作用，对于母乳量比较大的妈妈，在午休或夜里睡觉时可以把防溢乳垫贴在内衣的内衬里，以避免乳汁浸湿内衣的尴尬情况的发生。

③ 产妇内裤、产妇卫生巾、马桶垫。均为消耗品，购买一

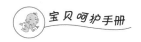

次性的即可，准备一周左右的用量就可以了。

④ 月子鞋、月子帽。视季节而定，不是寒冬腊月的话准备居家拖鞋也可，选择能包住脚后跟的防滑拖鞋对于产后还不那么灵活的准妈妈比较好。至于帽子，出院时如果风大可以戴一下防风，室内无需一直戴着。

⑤ 水杯、弯头吸管。如为剖宫产的妈妈们，产后第一天卧床喝水不便，吸管很重要哦，选择弯头的吸管更方便。

⑥ 洗漱用品、脸盆。月子期间口腔卫生也应重视，要用细软毛牙刷刷牙，避免牙龈出血，实在觉得刷牙艰难的准妈妈可以准备一些漱口水。脸盆方面，最好能把洗脸和擦身的脸盆分开使用，以免感染。

⑦ 个人餐具。出门在外，准备好自己的专属餐具是个好习惯。当然住院期间，医院也会提供餐具，准妈妈可以自行选择要不要带，据我观察，现在很多医院的产后餐都是营养和颜值兼备，诱人得很。

⑧ 吸奶器。住院期间采取的是母婴同室，我们鼓励妈妈们多多母乳亲喂，尤其夜间，频繁吸吮可以提高泌乳素分泌，提升母乳量，达到供需平衡。准备吸奶器是为了万一宝宝因为各种原因不在妈妈身边，那么妈妈也可以定期使用吸奶器移出乳汁保证母乳量，并可以将母乳送给宝宝或者先冷冻冷藏等宝宝回到身边加热后再喝。

⑨ 防溢乳垫。住院期间亲喂为主，且母乳量也不多，储奶袋可能并不需要，但是防溢乳垫不可或缺，分娩后泌乳素迅速上升，不少妈妈在哺乳间隔时间比较长或者听到宝宝哭声后可能乳汁就会分泌，所以备上防溢乳垫可以避免尴尬。

⑩ 待产食品。自然分娩的准妈妈可以适当带些巧克力或者甜食，宫缩的时候大多没什么胃口，分娩的时候又耗费体力，巧克力是不错的提供能量的选择。不要选择果仁的、太多夹心的食物，妈妈已经很辛苦了，就不要再增加咀嚼肌的负担了，好吃的，咱们生完了再吃呗！

⑪ 绑腹带。剖宫产后医院一般会提供一根腹带，方便妈妈产后下床，建议妈妈可以再自备一根方便换洗，选择棉质的较好，尤其夏天，很容易出汗，如果不勤换洗也容易引起皮肤过敏。

（3）宝宝用品。

① 纸尿裤。一般每天的使用量为6～10片，尿布外侧会有指示条，如果变色了就可以更换，虽然现在尿布的吸水性越来越好，但是新生儿毕竟皮肤娇嫩，需要注意勤换，以免出现红屁股。

② 新生儿爬爬服。选择吸湿排汗的材质，颜色方面可以选择浅色的单色的，不易褪色，更加安全。妈妈身边备着几套随时换洗。小宝宝贴身衣物建议选择连身爬服，方便活动，小肚子也不易受凉，更换尿布也不难。

③ 口水巾。5～6条，喂奶时可以围着，小宝宝喝奶时或者刚喝完奶躺下睡觉的时候容易吐奶，围上口水巾可就安全多了，不然换衣服、换床单会非常麻烦。

④ 婴幼儿洗衣液或洗衣皂。因人而异，如果家住得不远，衣物都建议回家洗晒，毕竟医院不那么方便，空间也不足。顺便提一下，之前有妈妈咨询回家后有没有必要购买婴儿洗衣机，我的建议是如果经济条件允许，家庭空间也足够，买什么都可以，

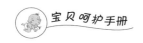

专人专用肯定最安全，只要可以解放双手的都是好物件，现在不少品牌的洗衣机都有了婴幼儿衣物清洗模式，似乎性价比更高一些。不过环保起见，贴身衣物，手洗一下，其实非常方便，也不容易损坏衣服。

⑤ 婴幼儿湿纸巾。妈妈们使用新品牌湿纸巾时可在宝宝身上试着擦拭一次，部分宝宝对某些品牌纸巾过敏，如有红肿等及时更换。出门时，湿纸巾是好帮手，回家后，也可多多使用毛巾或者一次性棉柔巾，毛巾注意每次使用后都要揉搓清洗，多晒太阳，使用新品牌棉柔巾前，先放温水漂洗一下，如果有棉絮漂于水面上，就换一个品牌吧！

喝奶后用湿巾或毛巾把口周的奶渍擦干净，以免出现口水疹，尤其别漏了脖子的皱褶处。换尿布时也要注意臀部清洁，有条件的话最好大便后流水清洗一下，以防红屁股。

⑥ 护臀霜。即使没有红屁股，也建议洗澡后使用，尤其是一些皮肤的皱褶处，避免出现尿布疹。如果宝宝已经出现了明显的红屁股，更要注意护理。具体方法，可以参考后续马医生在儿科部分提到的宝宝皮肤护理方式。

⑦ 包被。这是出院时候的必备，根据分娩季节选择不同厚度，长大了也可以当小被子，比较实用，把宝宝包裹一下，防风又安全。

⑧ 防惊跳睡袋。宝宝月龄小的时候，喜欢被包裹的感觉，这样更有安全感睡得也更香，所以防惊跳睡袋应运而生，各大母婴店都可以直接买到。动手能力强的爸爸也可以买大的方巾或者小包被，自行包裹，但要注意脖子处不要裹得太紧，主要是要让宝宝有宫内被包裹的感觉，建立了良好的安全感，宝宝更容易入

睡，睡眠时间也可以延长。

⑨ 帽子手套和袜子。衣物穿戴方面完全根据当日天气，冷就增加穿戴，热就减少穿戴，薄厚参考家里最怕热的成人穿衣量即可，宝宝通常基础代谢率很高，更容易怕热，如果包裹过分严实，反而容易发生各种皮肤问题。

至于手套，宝宝老是抓伤自己的脸只是因为他/她的手眼协调能力还没有完全发育好，每次都抓不到自己觉得痒的地方实在是让他/她非常恼火，所以就开始频频"自残"，但是不用害怕，两三天后就能自愈，也不会留下疤痕。随着宝宝一天天长大很快就能学会一击即中了，可不要把他们探索世界的小手强行包裹起来呀！

以上就是Dr徐对于待产包必备物品清单的介绍，当然，不同产院还会有一些个性化的要求，我就不一一罗列了。通常，产院在准妈妈孕晚期都会开设一节介绍本院特色和必备用品的课程，一般会详细介绍医院的病房、费用、入院流程等等，可不要错过啦！

② 临产？发动？什么时候去医院？

随着孕37周至足月，预产期逐渐临近，很多准妈妈也开始紧张起来，什么情况需要多关注，什么情况可以继续观察，什么情况需要就诊呢？

（1）先兆临产。

一般来说，分娩发动前，往往出现一些预示即将临产的症

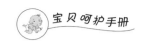

状，比如会有不规律的宫缩或少量阴道流血（见红），我们也称为先兆临产。

先兆临产的表现：

① 不规律宫缩：也就是妈妈们常说的"假性宫缩""假临产"等等。这个阶段的宫缩大多频率不一、时间持续时长时短且没有规律，而且强度比较弱，即使妈妈们同时还在吃饭聊天也不会受到太大的影响。常发生于夜间，当然，如果白天妈妈进行过剧烈运动或情绪激动，也可能出现。

② 胎儿下降感：胎先露部位下降入盆衔接使宫底降低。如此拗口又难以理解，白话来说，就是宝宝准备入盆到正式入盆的过程，有的宝宝还会压迫到妈妈的膀胱，导致妈妈尿频。妈妈会有腹部下坠的感觉，产检时医生也会检查宝宝入盆的情况，随着离预产期越来越近，产检的次数可能也会频繁一些。

③ 见红：分娩发动前24～48小时内，因为宫腔压力逐渐增大，宝宝在努力地往下找出口，妈妈的子宫下段和宫颈被压迫而扩张，使宫颈内扣附着的胎膜与该处的子宫壁分离，毛细血管破裂而产生少量见红，和宫颈管内的黏液混合着排出，称为见红。通常量不会太多，类似月经快结束的样子。

如果出现了以上症状，先要恭喜妈妈，说明小宝贝已经开始努力着想要和爸爸妈妈见面了。

一般可以在家中继续观察，放一些胎教的音乐让紧张的心情得以放松，认真地记录下每次宫缩间隔和时长，等待宫缩逐渐规律起来；也可以检查下待产包还有没有遗漏的东西；生活方面可以维持日常活动和孕期运动，饮食上更注意清淡些，免得引起胃肠道不适。

不过有的妈妈比较容易担心和紧张，也可以在家人的陪伴下去产院检查一下，明确妈妈和宝宝目前的情况，听取一下主诊医生的随访建议，有需要的话医院也可能会让妈妈留院待产。

（2）临产。

临产的定义，一般为有规律且逐渐增强的子宫收缩，持续时间30秒及以上，间歇5～6分钟，同时伴进行性宫颈管消失、宫口扩张及胎先露下降（当然，宫颈部分需要前往医院进行阴道检查后才能明确）。

临产的表现通常有以下3种。

① 较为规律的宫缩。一般宫缩5～6次/分钟，持续30秒以上，对于宫缩的感受，有的妈妈认为是腹胀，有的妈妈认为是腹痛，还有的妈妈认为是腰酸，需要根据自己的身体情况自行判断下。需要注意的是，如为经产妇，产程通常比较短，只要宫缩较为规律，就应引起重视了，建议提前一些去医院。

② 见红。阴道流血量逐渐增多，接近或大于月经量。如果发现持续有大量鲜血，我们也要警惕一些病理性的出血疾病，需要及时就诊。

③ 胎膜早破。准妈妈如果突然感受到了有较多液体从阴道流出，也要警惕胎膜早破的发生，需要前往医院及时就诊。

出现了以上3种情况中的任意一种，妈妈就需要就诊了，出门的时候千万不要慌慌张张、匆匆忙忙的。万事俱备只欠东风，记得带好待产包和各类证件，学了半天理论，终于到了实践的时候了，准爸爸准妈妈只需要淡定放松地到达医院，配合医务人员的一系列后续处理，一定可以母子（女）平安，而我们，在这里等待着大家的好消息哦！

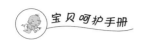

3 剖宫产手术到底会发生些什么?

我们都知道,剖宫产是分娩方式的一种,虽然,近年来我们一直在宣传自然分娩的各种好处,但就像虽然母乳喂养好,也并不是所有妈妈都能实现母乳喂养一样,还是会有很大一部分妈妈会像Dr徐一样因为各种各样的原因,最后被推进了手术室。今天,来为大家科普下,整个剖宫产手术到底是一个怎样的过程。

随着科技越来越发达,网上很多耸人听闻的关于剖宫产的段子和视频,也确实吓坏了不少妈妈,今天不妨就来还原下真实的剖宫产过程,妈妈们心中有数,也就不会那么害怕了。

(1)分类。

通常,我们把剖宫产分为计划性剖宫产和紧急剖宫产。

① 计划性剖宫产:顾名思义,这是有计划有选择的,根据妈妈和宝宝的情况决定。

比如三胎时代来临,不少妈妈第一胎是剖宫产的,通常在二次分娩的时候也会选择剖宫产终止妊娠,当然对于许多想实现自然分娩的妈妈们来说,也可以选择专科门诊进行产检与全面评估,依然有自然分娩的可能。

当然,还有一些原因,比如宝宝的胎位异常,妈妈的慢性疾病控制不佳导致身体状况不适合自然分娩,也是最终选择剖宫产的原因。

以上这些情况,打得都是有准备之仗,医生会为妈妈和宝宝选择最合适的时机终止妊娠,保障母婴安全。

② 紧急剖宫产。听名字就知道,这是一种紧急情况下的剖宫产。

比如妈妈在分娩或待产过程中突然出现了危及母婴安全的并发症，或产程停滞不前，宝宝在腹中出现了缺氧等情况，需要立即手术进行抢救，这个时候，争分夺秒，希望妈妈和家属务必配合医生，产科医生的工作是非常忙碌的，一旦出现以上情况，医务人员需要在极短的时间内完成所有术前谈话和术前准备，尽快开始手术，争夺的是抢救妈妈和宝宝的宝贵时间。

曾经，Dr徐也遇到过无论如何不愿签字手术的家属，而原因竟然是全家人坚信，宝宝一定要等到请"高人"掐指算出的良辰吉时才能出生，最后宝宝因为宫内严重缺氧出生后送去了儿科进行抢救。

作为医生，有我们的无奈，很多情况非医疗所能决定，但是在分娩时机的选择上，尤其在紧急状况下，请大家务必全力配合医生，我们的目标都是一致的，那就是保障母婴安全。

（2）剖宫产手术的流程。

说完了手术时机的选择，我们来详细说说，剖宫产到底是一个怎样的过程？

① 术前谈话。

产科主诊医生谈话，医生会介绍一下本次手术的原因，常见的原因前文我们已经分析过了，讲解准妈妈和宝宝可能遇到的风险，如果是计划性的剖宫产，医生会说得比较详细，如果在紧急情况下，只是一笔带过，因为抢救时间分秒必争。

因为Dr徐本人就是因为胎儿宫内缺氧进行的手术，所以可以说是同时体验过站在医生和准妈妈角度的双重紧张。

通常麻醉医生会在术前详细解释一下麻醉过程和术后可能出现的情况，剖宫产手术一般是采用半身麻醉，还是比较安全的，

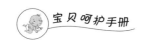

手术的时候还能顺便感受一下手术室的气氛。术后，比较敏感的准妈妈偶尔会有一些腰部不适，但是随着时间的推移也会逐渐缓解。术后麻醉科医生也会来关心准妈妈的情况，如果有不舒服可以及时提出，医生会根据实际情况调整用药。

② 术前准备。

a. 准妈妈会在医务人员的帮助下换上医院的病号服，进手术室前需要摘下所有贵重的首饰交给家属保管，如果准妈妈有假牙之类的，也请一并摘下。

b. 睡姿方面。准妈妈躺的手术床不是家中的六尺大床，相对较窄，所以大家不要随意翻身，注意安全。一般医务人员还会指导准妈妈在术前采取左侧卧位，避免血管受到压迫，可以让准妈妈觉得舒服一些，当然这些护士小姐姐都会指导的，大家不用太紧张。

c. 术前备皮+导尿管。准妈妈只需保持轻松即可，插导尿管的整个过程只有少许不适，如果过分紧张，会加重不适感。备皮是剔除手术区域的体毛，方便手术，不过也有部分医院认为体毛完全不影响手术，所以已经取消了备皮，妈妈们不必紧张和担心，医务人员会根据具体情况进行选择。

d. 术前血液检查。在病房、门诊、急诊或手术室完成，很多妈妈心疼自己的血在整个孕期被反复抽取，但是，对于整个医疗团队来说，妈妈们的术前情况对于制定最佳治疗方案非常重要，抽血不会影响母婴健康，准妈妈要乖乖配合哦！

e. 手臂静脉注射。准妈妈的胳膊上会有静脉点滴，方便医务人员进行用药。

f. 开始麻醉。剖宫产除特殊情况外，都为半身麻醉，对于准妈妈和宝宝来说更安全。

麻醉过程中，医务人员会帮助准妈妈调整体位为侧卧位，大家无需紧张，尽量放松，尽可能拱起背部，就像一只大虾那样，增加腰椎的暴露间隙，提高麻醉的成功率。

麻醉完成后，医生还会询问准妈妈当下的感受，大家下半身虽然会有知觉，但是却感受不到疼痛，也请妈妈们理智判断，很多妈妈紧张到医生都没有碰到妈妈的身体，妈妈们已经在拼命呼喊："疼疼疼！"一定记住放松放松再放松，接下来的一切都交给专业的团队。

g. 血压监测。产科医生会在准妈妈手臂上绑上袖带，监测整个手术过程的血压、心率、氧饱和等指标的变化。

③ 术中。

a. 手术区域消毒。

麻醉完成后，医务人员会将准妈妈调整到仰卧位开始进行术前消毒，妈妈们也许会有凉凉的感受。消毒后，会有手术巾盖在准妈妈的身上，就像盖被子那样，也就正式准备开始手术了。

b. 手术切口。

剖宫产的手术切口非常小，除特殊情况外，一般会选用下腹部横向切口，当然主要就是为了美观，也不影响妈妈们在不久的将来重新穿上比基尼。

c. 宝宝来喽！

医生们通过高超医术、层层细致操作，伴随着"哇"的一声惊天动地的哭声，小宝宝就顺利出生喽。之后助产士和新生儿科医生会对宝宝进行简单的生命体征评估和清洁等处理后，小宝宝会被抱到妈妈的胸前，进行新生儿早接触，给辛苦了好久的妈妈

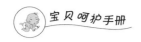

亲亲。

d. 分娩后。

宝宝出生后不久紧接着就是胎盘剥离，胎盘娩出后，医生会对妈妈的子宫及各层腹部组织进行检查和缝合。

术前谈话的时候，准妈妈常常会问，我有子宫肌瘤，可以术中一起取出吗？首先，剖宫产术中妈妈还处在极易出血的状态，医生会权衡利弊，根据肌瘤位置、大小、形态进行选择是否剥除肌瘤，一切以妈妈的身体平安为大前提，所以，术前医生还无法预先告知，更没法保证。

④ 术后观察。

手术结束后，妈妈需要在手术观察室中接受一段时间监测，确保安全后回到病房继续观察。不少妈妈术后会不由自主地颤抖，除了紧张的原因外，更重要的是因为妈妈的体温在手术期间会有所下降，另外麻醉也会影响身体调节体温的能力，但是妈妈可以放心，一段时间后即可恢复正常。

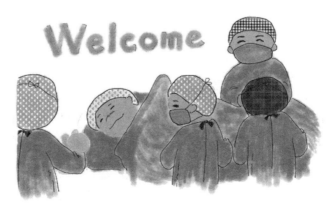

剖宫产

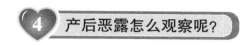

4　产后恶露怎么观察呢?

产后妈妈自我监测最直观的应该就是恶露了,恶露到底应该是怎样的? 一般持续多久? 什么情况下需要就诊? 针对大家提问频率最高的点,Dr徐特地制作了这份关于恶露的说明书。

(1)什么是恶露?

产后随子宫蜕膜脱落,血液、坏死蜕膜等组织经阴道排出,称为恶露。至于恶露的总量、持续时间、性质如何,Dr徐为大家准备了一张表,可以根据产后时期对号入座,了解大致的规律。

恶露(持续4～6周,500 ml)

	血性恶露	浆液恶露	白色恶露
持续时间	产后最初3日	产后4日—2周	产后2周后
颜色	红色	淡红色	白色
内容物	大量血液 少量蜕膜 坏死蜕膜	少量血液 坏死蜕膜 宫颈黏液 细菌	坏死退化蜕膜 表皮细胞 大量白细胞和细菌

(2)恶露的量。

通常除了产后3天出血量会比较多以外,后续恶露一般类似月经,并逐渐减少。

如果在出院后观察到突然又有大量出血,或有明显血块,需

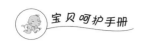

要警惕。如果坐月子期间，长期卧床一动不动，突然起床后也容易出现头晕或者出血多等情况，建议大家要还是要保证合理的日常活动量，并且在刚分娩完的时候起床速度放慢一些就能缓解了。如果排除了以上情况，依然有短时间内的大量出血还会伴随头晕、眼花等不适，一定记得及时就诊。

（3）恶露持续时间。

前文图表中提到，恶露持续时间一般为4～6周，也可能与产后喂养方式以及分娩方式有关。需要提醒大家的是，纯母乳喂养可以更有效地促进子宫收缩，恶露结束可能会更早一些；顺产的女性，因为子宫没有损伤，子宫肌肉收缩能力强，恶露持续时间也会比较短。

另外，恶露也可能会反复，这与产妇的日常活动量不足有关。我们已经不再提倡月子期间日日卧床不起，会鼓励大家产后根据身体情况尽早起床走动。顺产的女性产后6～12小时内即可起床轻微活动，产后第二日即可在室内随意走动；剖宫产的妈妈一般会在术后第二天遵医嘱拔出导尿管，之后便可起床。

适当的日常活动不但可以预防下肢血栓形成，有利于盆底及腹肌张力恢复，还能让恶露顺利排出，缩短持续时间。

出院的时候，大家认真阅读一下出院小结上的注意事项，产后42天需要回到接产医院复诊。届时如果恶露尚未干净，记得告诉医生，看是否需要进一步检查以了解子宫恢复情况，由医生评估是否需要用药治疗。

（4）预防产褥期感染。

需要提醒大家的是，产褥期内如果发现恶露突然增多，持续为血性恶露，并伴有臭味，还可能伴随腹痛及发热，以上均是产褥感染的信号，需要及时就诊。

预防产褥期感染最好的方法是每天保证2次流水清洗外阴，恶露未完全干净前不洗盆浴，避免性生活。

（5）如何区分恶露不净及月经恢复来潮。

这也是很多产妇关心的问题。通常，产后42天会有详细的检查。具体时间妈妈分娩后的出院小结会有标注，也可以咨询自己的主诊医生。

如果检查时一切正常，并且恶露已净，那么差不多一个月左右后下一次阴道流血可能就是月经恢复。

有的妈妈看了一些自媒体的推送或者其他妈妈的分享，说是产后42天的检查毫无意义，就没有去。结果恶露一直滴滴答答不干净不知道原因，也没有积极治疗，反而造成了不良后果。

产后42天是产褥期的结束，这个时间点的检查可以为女性的产褥期画上圆满的句号，出现任何问题及时治疗基本可以解决，如果拖拖拉拉不检查，出现问题也不知病因才可能引起不必要的麻烦。

所以只要检查正常，之后一个月左右出现的阴道出血可以认为是月经来潮。正常的月经一般持续3～7天，部分女性产后恢复初期可能月经持续天数及总量较孕前变少，周期也不如之前那般规律，以上都属于产后正常情况，不必太过担心，月经会随着产后卵巢功能恢复逐渐正常，如果月经持续时间过长，或伴有腹痛等身体不适，需要考虑子宫复旧不良并及时就诊，听取专科医生的建议。

母乳喂养的妈妈们因为卵巢功能受到抑制，可能出现月经迟迟不来的情况，这都是正常的。一般在喂养次数明显减少或宝宝自然离乳后就会恢复规律月经了。

育儿篇

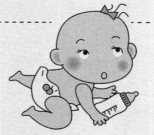

月子误区

关于怎么做月子，准妈妈的疑问总是特别多，各个地区也有不同的风俗，那就站在医生的专业性和妈妈的身体康复角度，针对一些大家提问高频的问题，解释一下吧。

另外，在把母婴健康放在首位的基础上，两代人甚至三代人，不同家庭之间对约定俗成的习惯的尊重、理解和包容也显得非常重要。

1 产后不能洗头洗澡？

女性生完宝宝后的那个月通常被称为坐月子。随着资讯日益发达，大家也都通过各种渠道了解了月子期间的注意事项。

很多妈妈跟Dr徐吐槽：坐月子就像是被圈养的大熊猫，看着幸福，可条条框框实在太多，难熬程度堪比坐牢。一大堆奇葩规矩，想要反抗，最终都在老妈那一句："你就不怕留下后遗症？"后偃旗息鼓，心不甘情不愿地苦熬一个来月……听说还要42天？什么？还要双满月？最让大家难受的莫过于月子里没法洗澡洗头。

前文中我们已经多次提到，产妇产后会大量出汗，叠加夏季的高温因素，出汗量可能会更多。长期不洗头，头皮污垢容易堵塞头皮毛囊，甚至会造成产后脱发加重，虽说产后脱发属于产后激素变化引起的正常情况，但也不排除清洁不当导致的。

至于洗澡，妈妈产褥期出汗多，再叠加恶露的因素，淋浴是非常重要的清洁方式，现在生活条件越来越好，只要环境许可，洗头洗澡是百利而无一害的呢！

不过考虑月子期间妈妈的身体还是比较虚弱，洗澡洗头还是有些注意事项需要提供给大家。

（1）浴室内外温差不要太大，室温最好保持在25℃左右。

（2）洗澡方式采取洗淋浴方式，时间控制在10分钟以内，不要太久。前文我们提到了产后妈妈容易受凉，所以洗完澡及时保暖，头发也要擦干，最好用电吹风吹干，月子期间方便为主，头发可以剪得利落一些。

（3）剖宫产的妈妈更关心伤口的问题。妈妈洗澡前观察一下，只要伤口干燥无渗出就可以安心洗澡，不要搓洗伤口处就好。Dr徐是产后第五天出院的，出院当天伤口已经干结了，也顺利拆了线（现在很多妈妈用的是可吸收缝线，拆线都省了），所以回家当天就舒舒服服洗了个热水澡，前所未有的舒爽。如果担心伤口尚未长好，可以先用温水清洗外阴和避开伤口擦身，一天至少2次，夏季出汗多的情况下，可以提高清洗频率。

分享一个真实的案例，Dr徐曾在一个费用不菲的月子会所见过一位妈妈，冬天要求房间空调调到室温最高，并且不辞辛苦搬来了2台取暖器。全身裹上棉衣棉裤，月子里也严格执行不能洗头洗澡。走进房间，除了极不舒适的体感外甚至还有异味，宝宝在这样一个环境下生活，不可避免的也是小脸通红，皮肤也出现了问题。

　　我赞成坐月子，因为孕期和分娩过程，确实消耗了妈妈不少精力体力，需要合理休息和补充营养来恢复。但前提是保证妈妈舒适的生活质量，让妈妈在整洁、干净、轻松愉快的环境里休养，心情舒爽，恢复才能更快。过去，我们不主张月子里洗头洗澡，更多的是因为家庭条件限制，无法保暖或者保证室温，很容易让产后妈妈着凉，继而出现所谓"月子病"的症状，但现在生活条件好了，完全可以保障环境要求，大家也就可以逐渐减少这些担心了。

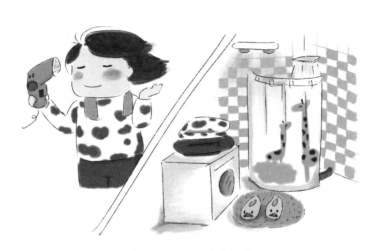

坐月子也可以洗头洗澡

2 产后不能吹空调？

　　通常，女性分娩后的三天内，子宫收缩使一部分血液进入体

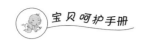

循环内，妊娠期组织间潴留的液体也开始回到体循环，身体需要逐渐排出，导致产妇大量出汗，这属于正常的生理过程。

因此准妈妈月子期间不仅不要"捂"，相反的，还需要穿着透气舒适的月子服帮助吸湿排汗，如果衣服湿了，勤更换即可。

Dr徐曾经遇到过在35℃的三伏天，一位正常分娩的产妇穿着羽绒服，头上还戴着绒线帽，坐着轮椅被家人推着出院。这样做实在是大可不必，甚至有中暑风险。

产后女性更怕热，宝宝新陈代谢快，跟妈妈一样喜欢凉快，所以夏季坐月子完全可以开空调、开电扇，只要避免强风直吹即可。同时注意正常的开窗通风，有利于女性的排汗和恢复。

坐月子不能捂，如果产妇体温过高，一旦出现中暑情况，甚至会危及生命。

3 月子期间的饮食建议

对于刚刚生产尚未恢复的妈妈们来说，良好的饮食结构非常重要，关于月子餐，该注意些什么，希望妈妈们也能转发给自家"大厨"，让大厨注意给产后虚弱的妈妈们好好把关。

① 产后第一周。

建议：以流质食物为主。

目的：帮助胃肠功能调节修复。

这个阶段饮食要清淡，易消化，帮助产后排便，尤其是剖宫产的妈妈，在排便排气前尤其要注意不可过多进食，就吃医院的餐点即可，不要偷偷开小灶。

新晋的奶奶姥姥更不要炖煮荤汤急于催奶，这时乳汁分泌量较少，乳腺管未通，容易堵塞。妈妈的胃肠道功能也未恢复，过分油腻的食物反而容易让妈妈觉得不适。

② 产后第二周。

建议：身体逐渐恢复，仍以少食多餐为主。

目的：身体恢复的基础上帮助奶量上升。

猪肝、红枣、红豆、猪血、排骨等均可，大部分妈妈已经实现母乳喂养，可逐渐增加汤水，并注意每天足够液体量的摄入（2 000 ml左右），可保证奶量逐渐上升。

妈妈喝汤的时候尽量撇除浮油。对于奶量特别充沛，又容易乳腺炎反复发作的妈妈来说，可以改为素汤，只要液体摄入足量，即能维持足够的奶量，妈妈们也完全不必担心会营养不足。

③ 产后第三周起。

建议：正常饮食外增加汤水摄入。

目的：逐渐恢复孕前状态。

排骨、花生、黄豆、猪蹄、鲫鱼等煲汤均可，点心类里木瓜牛奶等都是很不错的选择。

从这周开始，妈妈的身体逐渐恢复到孕前状态，饮食也趋于正常化，可以选择少吃多餐，有条件的话保证三餐三点，相信大家很快就可以恢复。

母乳喂养

都说母乳喂养好，母乳喂养很重要，可是母乳到底有什么特别的呢？

1 母乳到底有什么特别的？

母乳是一种37℃成分非常复杂的营养液体，且富含多种具有生物活性的物质与细胞，能促进宝宝脑部、免疫系统与肠道生长发育与成熟，帮助新生儿适应离开子宫后的生活，因而被认为是婴儿的最佳食物。

母乳里到底有哪些营养成分？

目前研究发现，人乳里有两百多种成分，许多成分具有多重角色。它们是营养成分，也是免疫因子与生化作用的催化剂，这些组成以及它们之间恰到好处的比例使其彼此互相影响，以达到最优效率的消化、吸收与利用，对于宝宝来说，既营养又健康。

各种营养物质起着相辅相成的作用，帮助吸收营养的同时也促进着各个系统的生长发育。

天然的母乳，无需加工，无论从温度还是营养成分来说都是最佳的食物来源。

人乳中最主要的营养成分有水、脂肪、蛋白质、糖、矿物质、维生素等，接下来就带着爸爸妈妈们一起来认识和了解下神奇的母乳。

（1）人乳中的水。

母乳中本已含有大量水份，对于6个月内的小宝宝来说，母乳是天然合理的食物来源，而母乳中最大的成分是什么呢？从性状就可以看出，当然是水，多到什么程度呢？约占88.1%。也就是说，大家认为的需要额外补充的水，在母乳中的含量可真是多得不能再多了。

多项调查研究都表明，即使在炎热潮湿的气候中，婴儿的需水量也完全可以由母乳中的水份提供，到了夏天，如果家人观察到宝宝出汗比较多，尿色偏黄，那不妨增加1～2次母乳，并不需要额外喂水。

也常有妈妈坚持不懈地追问，那如果喂水了，会有什么坏处吗？少量喂水坏处肯定是谈不上，毕竟，水是生命之源。但小月龄宝宝的胃容量本就有限，需要少食多餐，多吃多拉才能快快长大，喂了大量水，占用了胃容量，就会导致宝宝喝不下奶，喂水越多，喝奶越少，放弃了有营养的母乳，补充了大量水份，怎么看都不划算啊！

最后，想要提醒大家一下，还是那句话，宝宝不是不能喝水，而是不需要喝水，大夏天如果想加水，就加一些，不要因为喝水影响每日饮奶量即可。

（2）人乳中的糖。

母乳中含有非常多种类的糖：乳糖、单糖、低聚糖、糖蛋

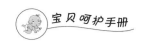

白、复合糖等。

我们先来认识一下乳糖吧，因为乳糖是母乳中最重要的糖类。

人乳是所有哺乳动物的乳汁中乳糖含量最高的，所以可以说，母乳是动物乳汁中最甜的，口感最好的呢！

能够分解乳糖的乳糖酶在妈妈怀孕24周左右已经在宝宝的小肠绒毛上出现，当宝宝喝到母乳后，乳糖酶就会把乳糖分解为葡萄糖和半乳糖，帮助宝宝消化吸收，所以我们很少会见到小宝宝对妈妈的母乳过敏，一切都是最好的安排，不需要妈妈操心。

从名字来看，大家可能会觉得乳糖只是给宝宝甜甜的口感，好像没有什么营养，其实不然，母乳中的乳糖，可是太有用了呢！

乳糖对婴儿的重要性有以下几条：

a. 提供婴儿成长所需热量的40%。

b. 可以促进大脑发育。宝宝在出生时大脑就比其他任何器官都更接近于成人，并会在5岁前完成超过90%左右的大脑的发育，其中0～2岁阶段神经突触发展尤其迅速，远超过其他哺乳动物。乳糖与脂类结合可以形成半乳糖脂和脑苷脂，促进宝宝大脑发育。所以，妈妈们与其从孕期就开始到处搜罗DHA，不如多多喂宝宝喝母乳。

c. 可以改善肠道环境。乳糖参与新生儿先天性免疫调节和保护肠道防止致病菌感染；调节益生菌菌群；促进钙质与铁质吸收。所以母乳宝宝长大后更不容易过敏，胃肠道功能也相对健全，为6个月起接受辅食做好全面准备，爸爸妈妈操心也就少一些。

d. 不断促进乳汁分泌。增加母乳渗透压，水份大量地进入乳腺腺泡，乳汁的产量快速增加。所谓吸得越多母乳越多，除了宝宝频繁多次含接吸吮刺激乳头让妈妈产生更多泌乳素外，乳糖也是功不可没哦!

（3）人乳中的蛋白质。

成熟母乳中总蛋白质含量为0.8%～1%，在所有哺乳动物中含量最低，妈妈们一看，什么？含量最低，那有什么好的呀？

人类母乳中蛋白质的含量和质量的变化，精确地匹配着婴儿的需求，可以说是宝宝要什么，妈妈就产什么，绝对vip的定制服务，一张图表，帮助大家看懂。

母乳中的蛋白质大致可以分为两类，分别为乳清蛋白和酪蛋白。

蛋白质	作　　用
乳清蛋白	相对比较容易消化吸收，所以母乳喂养的宝宝胃排空较快，排便次数比较多，宝宝喝奶频率相对较高。具有营养与生理功能多重角色，建立宝宝免疫屏障。
酪蛋白	比较不易消化吸收，具有一定的抗胃幽门螺杆菌的作用。

所以，在母乳中，乳清蛋白总是更受宝宝欢迎。

接着我们再来看一下不同时期中，母乳与牛乳、婴儿配方奶中两种蛋白质的成分比例比较图。

母　　乳			牛乳、婴儿配方奶	
初乳产后一周左右	过渡乳产后2～3周	成熟乳过渡乳阶段后	牛乳	婴儿配方奶
90：10	60：40	50：50	20：80	60：40

（图中比例为乳清蛋白：酪蛋白）

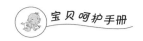

通过上表，我们可以发现，初乳之所以珍贵，确实有道理，在妈妈刚分娩一周后的初乳中，乳清蛋白量比例高达90%，可以成为宝宝免疫力最坚强的后盾，为小朋友强健的体魄打下坚实的基础。

从过渡乳时期开始，比例逐渐和婴儿配方奶靠近，所以产后第一周，初乳虽然只有平均37 ml/天左右，但就像液体黄金一样，尽量一滴也不要浪费哦！

为了更好地促进泌乳，在妈妈身体健康的情况下，医务人员会指导新手妈妈们进行早接触早吸吮。请大家尽量选择亲喂，而不要用吸奶器吸出后瓶喂，不仅能够避免在吸奶器或者奶瓶中残留造成浪费，也可以通过宝宝的频繁吸吮，对乳头刺激以产生更多的泌乳素提高母乳量。

（4）人乳中的脂肪。

在母乳中，脂肪约占成熟乳的3%～5%，母乳中的脂肪提供了婴儿所需热量的50%，也是乳汁中变化最大的成分，例如妈妈今天饮食比较油腻，可能母乳的脂肪含量就会升高。

母乳中的脂肪是由哪些物质组成的呢？

主要是由甘油三酯组成，占到98%，其余的还有磷脂、胆固醇、至少167种以上的脂肪酸以及必需氨基酸。

以胆固醇为例，母乳中胆固醇的含量远高于配方奶，胆固醇在我们日常的观念中可能不算是好的物质成分，还会引起心血管疾病，但是对婴幼儿来说并非如此，有一些研究表明，出生后早期摄入高胆固醇饮食，可以减低成年后高胆固醇的可能，以保护心血管功能，所以可能对于今后各种"富贵病"也有一定的预防作用呢！

其中最值得一提的是，母乳中还含有大量长链多不饱和脂肪酸，例如DHA、AA（花生四烯酸）、EPA等。以DHA为例，大家想必都非常熟悉了，是宝宝大脑以及视网膜发育的物质基础，不少妈妈从孕期开始就有意识地补充DHA，希望宝宝不要输在起跑线。进入了哺乳期后，妈妈也可继续通过食物或者片剂、滴剂等补充DHA，宝宝便可自然而然地从母乳中得到DHA的足量补充，也就不需要额外过多补充了。

再例如EPA，可以经人体生理代谢转化为前列腺素，具有减少婴儿炎症以及改善动脉血管硬化等的好处，所以有很多老年三高患者，医生也会建议适量补充EPA，以减低各种并发症的发生概率，母乳中也都存在。

所以母乳是不是有特别多功能呢！

（5）人乳中的矿物质。

母乳中的各种矿物质虽然浓度不高，但是具有很高的生物活性以及利用率，一般情况下是足以提供健康婴儿六个月内成长所需的。

成熟母乳中的主要矿物质成分有：钙、铁、钠、锌、镁等。

我们就选择一些大家最关心的成分来解说一下吧。

首选是钙，几乎10位妈妈中有9个担心孩子缺钙，睡觉不安稳担心缺钙、头发不茂密担心缺钙、出牙晚担心缺钙、睡觉出汗、奶喝得少担心缺钙，长得不够白白胖胖也担心缺钙。总之，只要自家宝宝不是人见人爱的天使宝宝，就一概认为是缺钙。

从一些科普中相信大家已经了解，钙和磷是骨骼和牙齿的重要组成部分，并对维持神经与肌肉兴奋性和细胞膜的正常功能有重要的作用。所以但凡宝宝出现发育不尽如人意的情况，家长们

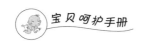

就会联想到缺钙也很正常。

而母乳中的钙浓度的个体差异是非常大的（200 ～ 300 mg/L），即使是母乳中钙含量最低的妈妈，也足以提供健康足月儿所需钙了，因为母乳中不仅有钙，还有磷和乳糖，都能帮助钙的转化和吸收，所以母乳中的钙有着极高的生物利用率，虽然量不多，但吸收利用好，性价比可是很高的。

只要妈妈健康，宝宝足月，就不必担心宝宝有缺钙的问题，如果在分娩过程中发生了严重并发症，或者宝宝是早产儿或者极低体重儿，那么需要在儿科医生评估后决定是否需要额外补充摄入。

所以，母乳喂养的足月健康孩子，缺钙的可能性微乎其微。宝宝经常出汗，不妨看看是不是睡觉被子太厚了；宝宝睡不好，不妨看看有没有给他/她创造一个良好的睡眠环境，或者是不是宝宝运动量太少，所以压根就不累，不想睡觉只是因为有了新玩具想和爸爸妈妈一起玩呢。

总之，钙，已经被误解了太久，大家也该转换一下思路了。

（6）母乳中的铁。

在哺乳动物乳汁中含铁量一般都比较少，但是吸收率各有差异，人乳中铁的吸收率是最高的。

母乳中的铁含量为 0.3 ～ 1.0 mg/L，但是生物利用率很高（50%），相反的，含铁的婴儿配方奶的铁含量虽然通常明码标识高达 12 mg/L，但是生物利用率却很低（4% ～ 6%），所以，我们反复提到了吸收率或者生物利用率，也是想告诉妈妈们，营养成分中，不能光看含量，吸收率也是很重要的，吸收好，才能产生最好的效果。

母乳中的铁，足以提供一个出生体重在正常范围内的足月宝宝每日所需量，无需额外补充。

而有各相关并发症的宝宝，同样需要在儿科医生检查评估后指导是否需要额外添加。

想要提醒各位爸爸妈妈的是，如宝宝在儿保体检中被诊断为贫血，需要额外补充铁剂，需要在专科医生评估指导后进行，不要盲目补充一些所谓的网红铁剂。

铁够用就好，并非越多越好，过多的铁可能会活化某些细菌，例如大肠杆菌等，可谓得不偿失。

（7）人乳中的维生素。

人乳中的维生素分为水溶性维生素和脂溶性维生素。

维生素	水溶性维生素	维生素C
		B族维生素
	脂溶性维生素	维生素A
		维生素D
		维生素E
		维生素K

水溶性维生素有维生素C和B族维生素，在人体含量比较少，如果偶尔摄入多了，也会通过尿液排出，有的妈妈口服一些维生素C片后发现尿色变黄了，也是这个原因，并不会对人体健康造成什么影响。

脂溶性维生素，有维生素A、维生素D、维生素E、维生素K等，会储存在人体肝脏内，如果摄入过多，也可能对人体健康

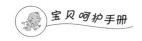

造成影响。

①　两类维生素相比，更容易引起乳汁成分变化的是水溶性维生素。以维生素B_{12}为例，维生素B_{12}本来的作用是参与制造骨髓的红细胞，防止贫血及促进脑神经发育，需要提醒的是，植物类食物中几乎不含维生素B_{12}，所以如果妈妈是纯母乳喂养的素食主义者，那么母乳中就可能缺乏维生素B_{12}，影响宝宝的生长发育，所以建议有某些特殊饮食习惯的妈妈，可以在分娩前先去母乳喂养门诊咨询评估，寻求专业医生的营养建议。

②　再来看看颇受关注的脂溶性维生素中的维生素A。可能很多妈妈都听说过，维生素A对于宝宝的眼睛发育有重要作用，而母乳其实就是维生素A的良好来源，成熟乳中的含量约为280 IU，远超过牛奶所含的180 IU，所以对于纯母乳喂养的宝宝来说，只需要每日摄入200 ml以上的母乳，就已经可以满足每日所需。

初乳中所含的维生素A是成熟乳的两倍，在出生一周内含量最高，之后逐渐下降，再次体现了初乳的珍贵呢！

在资源丰富的地区，基本不会存在维生素A缺乏的情况，但在某些地区，可能会有一些维生素A缺乏的问题，或者宝宝患有某些吸收不良性疾病时，还是需要补充维生素A。

宝宝出生后每个月都有儿保体检，我们建议妈妈在宝宝出生后做好宝宝的喂养日记，比如哺乳间隔、每次哺乳量以及每日总量（如果是母乳亲喂的就不需要特别记录量，一般通过记录每日排尿量及生长曲线即可推断），在体检过程中，将整理好的记录给儿保医生看一下，以免儿保医生无论问什么，妈妈的回答总是"好像……大概……可能……"，把医生也弄得一头雾水，妈妈们需要好好做功课哦！经儿保医生评估后，如果哺乳量已经足够，则无需额外补充，如果量不足，则遵医嘱补充。

③ 还有常常被提及的维生素D。近年来，很多妈妈对宝宝维生素D的补充也越来越重视了，维生素D有什么用呢？维生素D可以促进小肠粘膜细胞对钙和磷的吸收，也可以促进皮肤黏膜的生长、具有分化及调节免疫功能的作用，可以预防宝宝佝偻病的发生；有许多宝宝长期补钙，可能还是被诊断为缺钙，维生素D的缺乏也是其中的原因之一。

母乳中的维生素D含量范围约为40～50 IU，对于小宝宝来说不够用。

现在已知的获取维生素D的主要途径是日晒，利用皮肤中的胆固醇暴露于户外紫外线（UV-B）中合成，但是其合成的影响因素非常多，例如人种、肤色、纬度、日晒时间、体质，甚至空气污染程度等等，所以，因为其不确定性，目前的共识是建议母乳喂养的婴儿每天需要额外摄入400 IU的维生素D_3，1岁以后每天摄入600 IU，并且可以长期口服。

所以，维生素D_3算是少数母乳中无法足量提供，需要宝宝额外摄取的营养元素，对于混合喂养的宝宝来说，需要爸爸妈妈认真阅读奶粉罐上的说明书，因为奶粉中大多已经添加了维生素D_3，如果每日摄入量已经达到400 IU，那就无需再额外添加了。

④ 比起前文提到的那些维生素，关注和了解维生素K的妈妈可能不多，维生素K重要的作用是促进凝血，所以又叫凝血维生素。

初乳中的维生素K为2 mg/L，成熟乳为1 mg/L，因为其通过胎盘转运量很少，所以新生儿出生时体内的储存量比较低。另外宝宝刚出生时肠道处于无菌状态，也会阻碍维生素K的合成和利用，而此时宝宝最重要的造血器官——肝脏还不够成熟，还不足

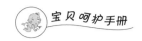

以合成足量的凝血因子。

　　虽然新生儿阶段听上去危险，但也不必担心，根据目前的专家共识，在宝宝出生后，会常规注射维生素 K 进行预防治疗，所以大家可以放心了。

　　通过本文的阅读，把一些重要的母乳成分为大家做了简单介绍，相信大家也已经大致有了了解，母乳就是很神奇的存在，会根据妈妈和宝宝的需求，精确匹配其成分与含量，喂养既提供宝宝所需营养，又可以增进母子（女）之间的感情。37℃的母爱，希望所有宝贝都能获得哦！

 母乳应当如何储存与加热？

　　随着妈妈产假逐渐"余额不足"，如何储存和加热母乳成了妈妈们常常讨论的话题，重返工作岗位前，我们需要了解如何把挤出的多余母乳储存在冰箱里，留作宝贝的口粮，那么在储存母乳的过程中时需要注意哪些呢？储藏过的母乳在解冻和加热时又需要注意哪些问题？如何加热才能不让母乳失去营养价值？带着这些疑惑，妈妈们快来一起学习下。

　　（1）储存母乳的注意事项有哪些？

　　下面的图表基本解释了不同的储存方式和注意事项，但是对于室温保存这个问题，我始终持有保留意见，如果妈妈觉得有乳房肿胀的感觉，但是还没有到哺喂时间，可以用吸奶器吸出后冷藏保存；如果本就快到哺乳时间了，就无需多此一举，直接亲喂就可以了。室温保存毕竟不可控因素太多，不太建议。

室温下（<32℃）	4小时
放有蓝冰的冰袋	24小时
冰箱冷藏（<4℃）	4天
冰箱冷冻（−4℃～−20℃）	6个月

母乳储存建议

（2）母乳储藏器具如何选择？

① 使用密封瓶盖玻璃瓶或硬壳塑胶瓶。

储存母乳的塑胶瓶不应含有不安全的化学物质双酚A（BPA），以及瓶底标注号码3或7的回收标志。

聚丙烯是一种安全的材料，因为它质地较软，半透明，并有5号回收标志和/或PP字母。

使用玻璃瓶可以完全避免上述风险。

现在很多吸奶器都以套餐形式出售，里面本就包含了储奶瓶或者储奶杯，是不错的省心方式。

密封瓶盖玻璃瓶或硬壳塑胶瓶消毒方式：

A. 使用多功能消毒锅，蒸汽消毒并烘干，较为便捷。

B. 使用前将要使用的罐子和盖子放进沸水里煮，煮的时间为几分钟即可。拿出罐子和盖子，将其放在纸巾或干净的毛巾上晾干、冷却。

有的材质遇到高温容易变色，具体使用方式可以参照说明书。

② 使用母乳存储袋。

商场和电商的母婴区都可以买到，是专门用来在冰箱中存储母乳的工具。

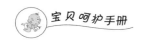

母乳可以直接被泵进袋子里，比瓶装方便好用，挺适合怕麻烦的妈妈们。并且可以根据奶量及宝宝胃口不同购买容量为60～250 ml的储存袋，避免浪费空间。

当母乳的储存量到达最高刻度后封袋，在封袋前将空气挤出，闭上密封条即可。并且可以在空格处用马克笔写上日期、时间和奶量，方便计算储存时间。

处于安全健康考虑，请不要把多次挤出的母乳存在一个储奶袋里。

（3）如何储存母乳？

① 将贴有标签的储奶瓶或储奶袋放进冰箱或冰柜。因为同公司可能有好几位背奶妈妈，所以建议写上名字，储存时远离冰箱柜门，因为门通常被频繁开关，不能保证温度，可以放在抽屉里。

② 背奶妈妈一天可能会吸母乳2～3次，或者更多，因此不同时间泵出的乳汁需要放在不同的容器中储存，不要往已经冷冻的母乳中加入新鲜的母乳。

（4）如何加热母乳？

① 水浴解冻后加热。

把冷冻的储奶袋放在常温水中，这样母乳的温度会缓慢提升。

母乳解冻后，可以逐步提高水浴的温度。慢慢提高水温，尽可能少地破坏母乳中的酶类，也可以使加热更加均匀，母乳建议加热至37～42℃，但这样的人工加热方式可能比较难以把控温度，需要有人照看调整。

② 温奶器加热。

用温奶器加热的方式相对快速便捷，又能恒温，比较推荐，但是在使用之前还是需要仔细阅读说明书。

大部分温奶器都有感应灯，水温逐渐提高至加热完成后会有提示。如果没有感应灯，也会有铃声或提示音。完成加热后就可以取出让宝宝喝了。

有的妈妈习惯于把宝宝没有喝完的奶放回温奶器，觉得有保温作用，其实这样的方法不太可取，长时间加热也会存在使母乳变质的可能。

③ 不推荐的母乳加热方式。

不要用开水水浴加热，如果直接使用开水，可能外部已经热了，但是里面还有未化解的冰块，过高的温度还可能破坏母乳中含有的营养价值很高的酶类。

不要倒进锅里直接煮开，高温会破坏母乳中的营养成分。

不要用微波炉来加热母乳，这可能使得母乳所含的一些营养物质流失。因为微波炉无法均匀的加热液体，可能导致容器内有些地方温度太高，这对婴儿来说可能会有风险。

最后，经常有妈妈说："我把母乳反复加热了好几次或者同时给宝宝喝了不同时段的母乳，宝宝不是也没事嘛！"这样说吧，大多数的科学育儿方式都是为了规避风险，而不代表这么做就一定有风险，尽量避免错误的育儿方式，才能保障宝宝的健康。

3 乳腺炎的预防与护理

前文中，我们花了很多时间了解了母乳的特别之处和储存加热方式，但其实，目前的0—6月宝宝母乳喂养率依旧不尽如人

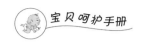

意，急性乳腺炎已经成为越来越影响新手妈妈们坚持母乳喂养的重要因素。所以，写在母乳喂养这一章节，想跟大家聊聊乳腺炎的预防与护理，以尽量减少就诊的次数。

一般来说，乳腺炎从发生到急需治疗，经历1～3天，常见症状有：

① 乳房局部压痛、肿胀、皮温升高。

② 常有乳头皲裂，哺乳时感觉乳头刺痛，伴有乳汁瘀积不畅或结块，有时可有一两根乳管阻塞不通。

③ 畏寒与全身流感样症状、可能伴有发热。

一旦高热发生，无奈之下的妈妈们会选择去乳腺科就诊，在经历询问病史，辅助检查，抗生素配合停母乳治疗后，大多会因为乳腺炎反复发作，不堪痛苦而选择了停母乳喂养。

乳腺炎可以预防吗？或者在出现早期症状的时候，是否可以使用恰当的护理方式阻止症状继续恶化呢？

首先，我们来看看预防。

① 刚刚经历分娩的妈妈，免疫力相对低下，容易受到细菌和病毒的感染，所以，保证妈妈充分的休息尤为重要，爸爸不妨多多分担家务哦！

② 另外，鼓励哺乳前沐浴放松，保持心情愉快，也能起到疏通乳腺的作用。

③ 在宝宝刚出生时，很多妈妈会经历乳腺生理性肿胀，可能会有乳房坚如磐石、皮温增高却哺乳困难的情况出现。我们可以使用冷藏的卷心菜进行适当冷敷，轻轻按摩乳晕，至皮肤逐渐柔软后再哺乳可以起到事半功倍的作用，也是预防急性乳腺炎的措施之一。

④ 在哺乳过程中，家人可以帮助妈妈检查宝宝的含接姿势是否准确。良好的含接应当是宝宝的嘴巴张得很大，大部分乳晕都含在口中，下巴紧贴乳房，吸吮时双颊饱满，能看到婴儿慢而深的吸吮动作和听到吞咽的声音。

如果含接姿势不准确，可能影响宝宝的吸吮，喝不到奶就可能引起宝宝对妈妈的乳头不"友好"，一旦咬破了乳头，乳头龟裂的情况就可能发生。

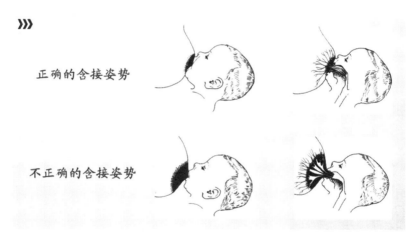

正确与错误的含接姿势对比（图片来源于网络）

我们再来看看如果出现了一些乳腺炎的早期症状是否有恰当的家庭护理方式可以缓解呢？

提醒妈妈每日进行乳房检查，如果发现乳头白点、局部压痛或肿胀需要及时引起重视。

通常出现这样的情况是因为浓稠的母乳导致乳头开口阻塞、使乳汁不能流出。乳头白点可能是白色、粉色或淡黄色，可能在

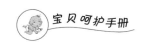

哺乳时引起剧烈刺痛感，导致难以坚持喂养。

Dr徐也咨询过不少催乳师，有经验的催乳师告诉我，快速刺破是最方便有效的，能够迅速疏通乳腺管。但是在家中操作的话，消毒隔离可能得不到保障，存在感染风险，如果操作不当，反而容易诱发交叉感染，所以并不推荐在家中操作。

比较安全有效的方法是：

① 用消毒纱布或棉球，倒上可食用的橄榄油湿透，敷在乳头白点上，起软化作用，具体时间没有特别限制，白点软化或者脱落就可以了。如果妈妈发现白点已经维持了较长时间，且比较厚重难以软化的，可以在敷完后用温热的毛巾在表面轻轻擦拭一下，更有利于婴儿顺利吸通。

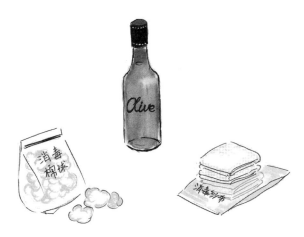

乳腺炎居家护理准备

通常，白点意味着泌乳不通畅，在乳房上可以摸到结节、硬块，或局部有压痛。妈妈们可以轻轻按摩肿块和乳晕，如果发生了泌乳反射，也就是我们俗称的奶阵，就可以赶紧请出效果最佳的开奶师——可爱的小宝贝，如果肿块已经较为明显，可以让宝宝先吸吮另一侧，诱发奶阵后换为肿块侧乳房吸吮，反复多次吸吮后，肿块大多就能消失了。

② 采取多种哺乳姿势。通常，哺乳时宝宝下巴所对应的地方，也就是宝宝吸吮最有力，乳腺管最通畅的地方，所以乳腺哪里有肿块，可以在哺乳时让宝宝的下巴对着这个部位，如果看文字不易理解，可看下图。

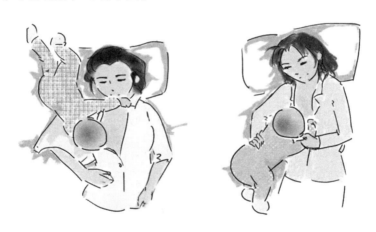

鼓励采取不同的哺乳姿势

例如上图中的这位妈妈的肿块位于右侧乳房的外上、外下象限，我们就可请妈妈平躺，让宝宝吸吮时下巴对着肿块位置。

现在也有推荐平板支撑法，就是宝宝躺着，妈妈用平板支撑的方式哺喂，可以随意调整角度，同时乳腺受到自身重力作用，效果更好，不过从实践来看，对妈妈身体素质要求比较高，大家可以在家尝试挑战一下。

③ 清淡饮食。大多乳头白点的诱因之一是因为乳汁太过浓稠，所以治疗的同时也要注意清淡些饮食，尤其是本来母乳量就非常多的妈妈，并不是不吃肉就是清淡，许多荤汤中都有非常高的脂肪量，所以，在乳腺炎发作的时间段，可以换成素汤，只要有足够的液体摄入，就不会影响母乳量，更不会影响母乳质量。

掌握了以上方法，可以大大降低急性乳腺炎的发生率，减少就医次数，还要牢记宝宝才是最好的开奶通乳师，只要掌握正确的含接姿势，频繁吸吮，许多哺乳问题都可以迎刃而解。

民间育儿观误区

临床工作这么多年，常常会听到一些匪夷所思的民间育儿观。这常常会让人感叹，即使新手爸妈已经是新时代高知父母，依然躲不过由来已久的民间传说。希望本篇列举的几个传说，再也不会出现在看过此书的家庭中。

1 谜之传说——去胎毒

作为一名儿科医生，"去胎毒"这个民间专属名词，是Dr马从各个妈妈群、孕妈妈群，以及家中长辈等群体中听说的。在此之前，真是从未听说！在此之后，真是打开了一个新视界。因为民间可以把任何孩子出生后的皮肤问题（比如新生儿痤疮、湿疹、红斑等），均可以安上一个"胎毒"的帽子。这种诊断方法其实也太随意了。另外，"去胎毒"的偏方可真是五花八门，又是大开眼界了！孕妈妈要吃一些食物"去胎毒"，如鹅蛋、玉米须、绿豆、小公鸡、莲蓬、童子尿泡蛋、生饮鸽子血等。而新生宝宝要吃一些黄连水、艾草水，藿香正气水或金银花洗澡等各种"去胎毒"土法。

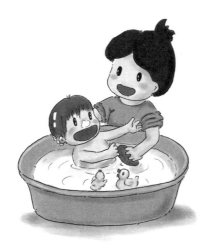

不建议中药水泡澡

其实，在正规的医学院教科书上根本没有"去胎毒"这一说法，那么自然这些偏方和做法是没有科学依据的。所以希望孕妈妈们能够对"去胎毒"勇敢说"不"。且不说这些食物口感不佳，有些偏方吃下去甚至容易引起肠胃炎。而给新生儿吃黄连水、艾草水等土法更可能会造成新生儿肝肾功能损伤。那么用各式各样的中药水洗澡就安全了吗？其实不然，新生宝宝的皮肤娇嫩，屏障经不起这些中药水的刺激，很容易造成接触性皮炎。甚至有些药水里面是含有酒精成分的，容易造成皮肤过敏。

最重要的一点是，宝宝如果出生后出现各式各样的皮肤问题，可以去找专业的皮肤科医生进行就诊，明确诊断。千万不要自作聪明，自行寻找解毒方法。

真心希望，从我们这一代爸爸妈妈开始，就不要再散布"胎毒"这种不负责任的民间传说。这样就能让以后的宝宝们免受"去胎毒"的苦，成为一个科学养育的优质宝宝！

2 谜之传说——给女婴挤乳头

曾有位妈妈求助于Dr马，她说家里老人说女宝宝出生后要给她挤乳头，否则以后就会乳头凹陷，影响她的哺乳问题。这位妈妈立即制止了老人想要动手的想法，她说要去问问医生。于是，就问到了Dr马这里。

我在临床工作这么多年，各种谜之传说听到不少，其中给女婴挤乳头也不是第一次听说。但如果现在还有人这么做，就非常遗憾了。因为有了网络，可以说科普知识已经随处可得。新生儿（男宝或者女宝）都有可能出现乳房肥大，这主要是由于胎盘将雄激素转化为雌激素有关，雌激素可进入胎儿体内循环并刺激腺体增生。随着母体来源的激素逐渐代谢，这种现象也会很快消失。男宝宝的乳房肥大通常在2周内自行消退，女宝宝一般为数月，但通常可在出生后1年内自行完全消退。大约5%的病例可能伴有溢乳，也就是会有稀薄的乳汁样乳头溢液出现。如果试图给宝宝挤乳头，乳腺组织受到刺激，这种乳房肥大可能会持续存在。你以为这就是挤乳头最严重的后果了吗？你又错了。如果更严重的情况，由于新生儿皮肤组织娇嫩，人为的挤乳头可能会造成皮肤受损诱发感染，继而导致继发性细菌感染，导致乳腺炎，甚至菌血症或者脓毒血症。

事实上正常人群中确实是有相对比例的乳头凹陷女性，这与挤不挤乳头毫无关系。那么乳头凹陷的妈妈就没法哺乳了吗？当然不是，乳头凹陷的妈妈如果出现哺乳问题，应该向有资质的哺乳指导来进行哺乳咨询，通过调整婴儿的哺乳姿势，使用乳头罩，使用吸奶器

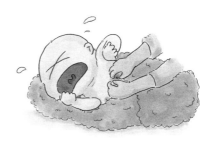

不建议挤乳头

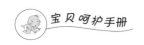

或者其他装置将乳头向外拉出等方法来实现母乳喂养。

希望新手爸爸妈妈们都能科学育儿，不迷信这些古老的传说，让孩子少受罪，让自己少焦虑！

 夏天来了，宝宝到底要喝水吗？

每次我在母乳喂养的授课中，总忍不住问来上课的爸爸妈妈们："大家觉得，小婴儿需要喝水吗？"每每得到的总是整齐划一的回答：不需要！

几个月后，宝宝出生了，育儿群里又会有层出不穷的问题："家人说天这么热，不给宝宝喂水那可怎么行？我该怎么办呀？"

6个月内的小宝宝，母乳是唯一天然合理的食物来源。而母乳中最大的成分是什么呢？从性状就可以看出，当然是水。多到什么程度呢？约占88.1%。也就是说，大家认为需要额外补充的水，在母乳中所含量非常高。

母乳除了88.1%的水以外，剩下的是什么呢？还有脂肪、蛋白质、乳糖和其他多种营养物质。听起来就感觉比单纯的水营养丰富多了。这些营养都会溶于、分布或悬浮于水中，通过哺喂，让宝宝吸收。

很多研究都表明，即使在炎热潮湿的气候中，婴儿的需水量

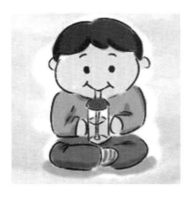

喝水

也完全可以由母乳中的水份提供。到了夏天，如果家人观察到婴儿出汗比较多，尿色偏黄，那不妨增加 1 ～ 2 顿母乳，并不需要额外喂水。

也常有妈妈坚持不懈地追问，那如果给婴儿喂水了，会有什么坏处吗？

少量喂水坏处肯定是谈不上。毕竟，水是生命之源嘛！但是如果摄入水过多，由于婴儿肾脏发育不成熟，增加了肾脏的负担，可能会引起婴儿水中毒。所谓的水中毒简单来讲就是体内水太多，钠太少，导致血钠过低，电解质失衡，然后身体各项机能紊乱……

另外，喂水可能会有一些其他影响。比如，喝水需要通过奶瓶或者水杯，如果器皿没有清洁干净，或者水源清洁不能保证，那么对于 6 个月内免疫力比较低下的宝宝来说，就有可能引起腹泻等不良后果。而这些，本来是可以避免的。

再有，小月龄宝宝的胃容量本就有限，需要少食多餐，多吃多排才能快快长大。喂了大量水，占用了胃容量，就会导致宝宝喝不下奶。喂得越多，喝奶越少，放弃了有营养的母乳，补充了大量水份，怎么看都不划算啊！

6 个月内的宝宝，母乳可以提供所有所需水份和营养，并不需要额外喂水，希望能帮助到所有经常纠结于这个问题的爸爸妈妈。

还有很多妈妈关心混合喂养和全人工喂养的宝宝，是否需要喝水？其实和母乳宝宝是一样的，宝宝喝的奶粉同样也含有很多水分，至于营养成分也写在奶粉包装桶上了，所以同样可以参考前文。

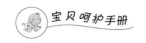
最后要提醒大家一下，还是那句话，宝宝不是不能喝水，而是不需要喝水。大夏天如果想加水，就加一些，不要喝到影响每日奶量即可。

4 乙肝患者可以带孩子吗？

曾经一位奶奶咨询：自己是一名乙肝患者，能否帮忙带孩子？

20世纪90年代开始，我国推广新生儿乙肝疫苗自费接种。2002年开始乙肝疫苗被纳入免费疫苗范畴。自从乙肝疫苗的推广后，我国5岁以下儿童乙肝病毒表面抗原阳性率从2002年的9.76%下降到2014年的0.32%。新生儿在娩出后12小时内的被动和主动免疫使乙肝病毒传播风险降低了95%以上。

众所周知，乙肝病毒的主要传播途径是血液、性和母婴传播。乙肝患者的乙型肝炎e抗原（hepatitis B e antigen, HBeAg）阳性和/或乙肝病毒载量很高时，传播风险最高。对病毒载量高的患者行抗病毒治疗可进一步降低传播风险。在我们日常照顾孩子的过程中，实际上传染乙肝病毒的风险是很低的。由于未受保护的新生儿密切接触家人具有传染性的血液和体液有传染风险。儿童可能通过皮肤或黏膜的轻微破损发生血液暴露而获得乙肝病毒感染。此外，由于乙肝病毒在人体外存活时间较长，因此暴露于受感染血液污染的日常用品（如牙刷、剃须刀和玩具）可能发生传播。

所以，宝宝按时接种乙肝疫苗是最好的保护方式。如果家人是乙肝患者，如果HBeAg阳性和/或病毒载量很高，建议规律抗病毒治疗。照顾宝宝的过程中，注意不要有皮肤破损，如果有出血的皮肤破损时，要特别注意避免血液接触到儿童或者儿童会接触到的任何物品。但理论上儿童也要有破损的皮肤或者粘膜才能感染到病毒。比如说，乙肝患者刷牙时口腔内有口腔溃疡破了，牙刷接触到了血液，然后这把牙刷被宝宝拿来玩了，且宝宝手上正好有个伤口，接触了牙刷上残留的血液，这可能会造成感染。所以，对于乙肝患者的家人，也不要过于排斥。我们的宝宝都是接种了乙肝疫苗的。另外家人对于宝宝的爱都是特别无私的，生怕因为自己会造成宝宝的任何不当感染。我相信这位奶奶比任何人都想保护孩子健康成长。因此，爸爸妈妈也应该相信奶奶会做好日常防护措施，不应该因为奶奶的疾病而剥夺了奶奶享受天伦之乐的权利。

新生儿筛查和疫苗接种

宝宝出生后，在产院就会经历新生儿筛查和疫苗接种。这是每一个健康新生儿必须经历的过程。那么Dr马先带新手爸妈来了解一下新生儿筛查和疫苗接种的一些小知识。

1 新生儿筛查是什么？

细心的新手爸妈会发现，宝宝在产院出院前会足底采血做检查，一般在出生后3天（至少充分哺乳24小时后）采血。那么这个血是用来筛查什么疾病呢？新生儿筛查一共包括几个项目呢？让Dr马来给大家科普一下。

我国每个省份所包含的新生儿免费筛查项目会略有差异。目前上海市的免费新生儿筛查项目包括足底血项目：先天性甲状腺功能减低症（CH）、苯丙酮尿症（PKU）、葡萄糖–6–磷酸脱氢酶缺乏症（G6PD）和先天性肾上腺皮质增生症（CAH）。另外，每个新生儿还会进行听力筛查。为什么宝宝这么小就要被采血呢？因为，有些宝宝虽然出生时看起来健健康康的，却在出生时就带有某些遗传代谢病。如果不及时检查发现，那么若干个月后宝宝就会出现一些异常的表现。如果没有筛查，宝宝治疗就会被耽误，可能会造成宝宝不同程度不可逆转的智力或者体格发育障碍。而新生儿疾病筛查是检测这些疾病有效的方法，早诊断，早治疗，就能够在代谢病出现症状前控制住。虽然目前仍无法治愈，但可以使宝宝将来和正常孩子一样健康成长。所有的筛查疾病都是罕见且发病率较低的，但是一旦及早发现，治疗会更有成效。

爸爸妈妈们需要注意采足底血时会给家长一个回执，注意按照回执时间查询新生儿筛查结果。一旦检测出您的宝宝患有代谢性疾病，医院将通过您预留的电话，短信并电话通知您带宝宝到医院作进一步检查，以确定宝宝是否真正患有此种疾病。如果接到通知，请务必配合，尽快带宝宝到指定医院进行相关检查，才可以及时知道宝宝是否真的患病。有些产院还会有自费筛查项目，比如串联质谱检测，可以检测另外近30种疾病，分别是氨基酸、脂肪酸和有机酸代谢障碍。因为国家或者地区的免费资源有限，所以更多的检测需要付费检查，可以根据你的需求来选择。

先天性甲状腺功能减低症（CH）是一种由于甲状腺先天性发育异常，导致甲状腺激素合成不足，引起生长延缓、智力落后的内分泌疾病。民间俗称"呆小病"。国内每3 624个婴儿就有一名该病患者。部分偏远地区的发病率明显高于平均水平。据统计，每年全国范围出生数千位患儿。多数先天性甲状腺功能减低症患儿在新生儿期无症状，或者有黄疸延迟、便秘、腹胀等，不容易引起家长甚至医生的注意而延误诊断和治疗，最终导致脑发育异常。若出生后立即采用药物替代疗法，即患病婴儿尽早口服

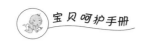

甲状腺激素药物，可避免智能障碍的发生，治疗越晚，对患儿的生长和智力影响程度越重。如果宝宝得了此病，爸爸妈妈只需要坚持带宝宝至儿童专科医院内分泌科定期随访检查，按时服药，宝宝可以和正常孩子一样健康成长。

苯丙酮尿症（PKU）是由于患儿体内缺乏某种特殊的酶，无法消化代谢食物中一种称为苯丙氨酸的物质，从而导致其积累并对大脑发育产生危害。如果不及时发现并进行治疗，会导致严重智力发育障碍。国内大约每11 000个婴儿中有一个苯丙酮尿症患儿。据统计，每年全国范围出生的苯丙酮尿症患儿有近千位。患儿刚出生时外表没有异常，出生3个月左右开始出现头发变黄，小便有难闻的臭味，以后会出现智能障碍，甚至抽搐。饮食治疗是该病的主要治疗手段，即控制苯丙氨酸的摄入，部分患儿需要药物治疗。通过特殊的饮食计划得到早期治疗，以预防严重的残障，提高患儿的生活质量。

先天性肾上腺皮质增生症（CAH）是一组常染色体隐性遗传性疾病。由于皮质激素合成过程中所需酶的先天缺陷所致，其中21-羟化酶缺乏是最常见类型。临床上分为失盐型和单纯男性化型。失盐型后果严重，如未被及时诊断治疗，婴儿可能在新生儿期急性死亡。单纯男性化型为雄激素升高，女婴表现为外生殖器两性畸形，男婴表现为假性性早熟。

葡萄糖-6-磷酸脱氢酶（G6PD）缺乏症是一种常见的先天性代谢异常疾病，患者在某些诱因（如药物或食入蚕豆等）促使下发生急性溶血性贫血或高胆红素血症，故又称"蚕豆病"。我国南方地区属高发地区（特别是广东广西等地区），在男性中的发病率约为5%～10%。新生儿期患儿发病可导致胆红素脑病而遗留智能落后；急性溶血患儿可出现休克、急性肾衰等症状。经新生儿疾病筛查确诊后，采取禁用诱发溶血的药物和食物等有效措施可明显降低发病率。宝宝今后随身携带G6PD缺乏者携带卡，无论上学看病应及时提供给老师、医生，避免进食相关食物或者药物造成急性溶血。

因此，新生儿疾病筛查可以有效早期发现某些遗传代谢病，达到早诊断，早治疗，防止机体组织器官发生不可逆的损伤，避免患儿发生智力低下、严重的疾病或死亡，为很多家庭避免了更大的伤害。新手爸妈对于异常的结果也不必太过惊慌，筛查结果不等于确诊结果，疾病筛查也不等于疾病的诊断，而只是辨别需要进一步检查的宝宝，需进行更为精确的确诊实验。

2 卡介苗接种问题知多少？

卡介苗是由人工培养的减毒牛型结核杆菌（卡介菌）悬液制成的减毒活疫苗，用于预防结核病和其他分枝杆菌感染。早在1921年该疫苗就应用于人类，并且目前仍然是预防结核病的唯一疫苗。中国是结核病高风险国家之一，所以卡介苗广泛应用于新生儿的常规计划免疫。Dr马今天来给新手爸爸妈妈们讲解一下卡介苗。

新生儿出生后，如果没有禁忌症，尽快接种卡介苗。通常在妈妈和宝宝出院前，就会接种卡介苗。国内常规选择左上臂三角肌下端外缘皮内注射。通常健康的宝宝在产院出院前会分别接种卡介苗和乙肝疫苗。卡介苗一定会接种在左臂，那么乙肝疫苗一

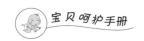

般就会接种在右臂，而不会同时接种在同一个手臂。

对于因健康原因未及时接种卡介苗的，根据国家卫健委规定：不满3个月而未接种卡介苗的宝宝，可以直接补种；3个月至3岁且结核菌素（PPD）试验结果阴性的宝宝也可以补种；4岁及以上的宝宝不再补种。

在接种卡介苗后2～3周内，多达95%受种者的接种部位会出现局部反应，其特征为形成脓疱，并伴随疼痛、肿胀和发红。约70%受种者的接种部位会出现溃疡伴分泌物，约75%受种者会出现肌痛。大约6周后，脓疱破溃，形成一个直径约5 mm的皮损。皮损通常会在3个月内愈合并在穿刺部位遗留永久性瘢痕。所以，请广大妈妈注意：左臂的卡介苗接种处出现脓疱、溃疡伴分泌物等情况时，不要惊慌，这是正常现象。这里需要注意的是不能用酒精、碘酒等消毒溃疡处，会减弱卡介苗接种效果，且卡介苗引起的硬结不能热敷。上海疾控提示可以使用1%紫药水涂抹溃疡处防止感染，但一般只需要保证清洁就可以了。洗澡后尽快将接种部位用干棉签擦干即可。

对于一些早产儿、低出生体重儿、病理性黄疸等不符合当时立即接种的新生儿来说，尽量在3个月内接种。卡介苗具有一定的特殊性，并不是每个社区疫苗接种处都有，具体可咨询当地疾控部门。

这里有一点需要特别提醒：免疫功能受损的患者不能接种卡介苗。由于卡介苗是一种活菌疫苗，所以对于HIV感染、先天性免疫缺陷以及各种原因导致免疫功能受损的患者，不应接种卡介苗。

如果孩子接种卡介苗后出现异常反应，比如局部强反应：

局部脓肿或溃疡，直径大于1 cm，愈合时间大于3 ～ 6个月；淋巴结强反应（腋下淋巴结肿大超过1 cm或有淋巴结脓肿）等，则需要至卡介苗反应治疗定点医院就诊，具体咨询当地疾控部门。

 ## 3 孩子接种疫苗当天到底能不能洗澡？

带着孩子去打疫苗应该是每个爸爸妈妈都经历过的事情。打完疫苗后有些医务人员会叮嘱家长"今天打了疫苗，不要洗澡了哦"。那么到底打完疫苗能不能洗澡呢？ Dr马查阅了一些疫苗说明书，都没有发现不能洗澡这一禁忌。

疫苗可预防某些严重的或致命的感染。它们能让身体做好准备，以对抗可导致感染的致病微生物。疫苗通常为注射剂，包括肌肉注射和皮下注射，但部分疫苗为口服制剂。使用疫苗也被称为"疫苗接种"或"免疫接种"。所以平时我们看到的打疫苗，也就是肌内注射（手臂或者大腿）和皮下注射（手臂）两种。不同疫苗配置成不同规格的液体，一般0.5 ml或者1 ml。接种完，也就是一个小针眼。那么这个小针眼真的不能遇水，不能洗澡吗？其实我们

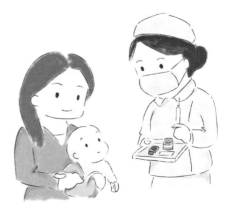

接种疫苗

都知道，疫苗可能会有一些接种后的不良反应。不良反应包括：疫苗注射部位发红、轻度肿胀或疼痛、轻度发热、轻度皮疹、头痛或身体疼痛。副作用大多发生在疫苗接种后 1～2 日内，在注射水痘疫苗或麻腮风疫苗后 1～2 周也可能发生。基于这个原因，也许是接种人员告知家长不要洗澡的理由之一。毕竟如果洗了澡，很多时候出现的疫苗反应都可能被归结为洗澡时候感染了，或洗澡时候冻着了……

轻度的发热是常见的疫苗不良反应，但一般疫苗反应引起的发热以低热为主。除了发热无其他症状，精神状态良好，2～3 天自行退热。当然疫苗注射部位局部的红肿痛可能是最常见的不良反应。但实际上流水的冲洗并不影响这一副作用，只要我们了解疫苗接种部位局部反应是有可能发生的，而我们洗澡时不去用力搓揉该部位完全不可能导致疫苗接种处的红肿热痛加重。我们可以想一想，如果身体出现外伤时，比如手指划破，第一反应是用清水冲洗，所以清水冲洗是相对干净的，无害的。而接种部位的小针眼，伤口是非常小的。在我们正常皮肤上是有皮肤屏障的，拔出针头后很快就能被渗血渗液或周围组织凝结封堵，而且接种时常规都做了消毒和无菌操作。所以洗澡完全没有问题。首先清水不可能导致感染，其次接种部位的皮肤屏障也不可能出现清水流进去的可能。好比妈妈们每次产检抽血后，当天回家可以洗澡，毕竟在医院待了半天，不可能因为有个针眼而坚持不洗澡吧。更何况抽血的针头可要比疫苗的针头粗多了。只要血止住了，想什么时候洗澡就可以什么时候洗澡。特别是在炎热的夏天，让汗液在抽血部位流淌着，这才不是卫生呢！所以，爸爸妈妈们只要有科学的疫苗常识，了解疫苗的常见不良反应，理解洗澡不是造成疫苗不良反应的原因，我们完全可以让孩子在疫苗接种后洗澡。如果您想要更为谨慎些，那么当天只用清水洗澡，不去搓揉疫苗接种部位，洗澡时避免时间过长。洗澡不会导致疫苗接种不成功，洗澡也不会导致疫苗不良反应以及针眼部位感染。

宝宝皮肤

宝宝皮肤问题经常是新手爸妈们很难分辨，却也绕不开的问题。每个宝宝从出生后可能都会遇到一些皮肤问题，我们希望爸爸妈妈们有一定的科普知识，减少不必要的痛苦就医经验，懂得居家护理常识。当宝宝们的一些症状和表现居家观察解决不了时，还是希望爸爸妈妈们带去专业的医疗机构进行诊疗。把专业的事情交给专业的人，才是正确的育儿方式。

 婴幼儿良性皮肤病变之脂溢性皮炎

脂溢性皮炎是一种自限性发疹，表现为油腻外观、淡黄色鳞屑的红斑，好发于皮脂腺丰富部位，如头皮、外耳、面中部和间擦部位。

其实还有一个名字，或许听说过的人会更多，就是婴儿乳痂。新生儿和婴儿脂溢性皮炎最常累及头皮，最常见表现为"乳痂"，即一种淡黄色、油腻鳞屑在头皮上的无症状且非炎症性的堆积，通常累及头顶及前额区。对于这种头皮脂溢性皮炎的保守处理措施为可以在头皮上擦润肤剂（白凡士林、植物油、矿物油

和婴儿油）以松解鳞屑（必
要时保留过夜），随后用软刷
（如软毛牙刷）或细齿梳去除
鳞屑。或者经常使用温和的、
不含药物的婴儿洗发水洗头，
随后用软刷（如软毛牙刷）
或细齿梳去除鳞屑。

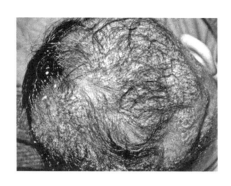

脂溢性皮炎，
图片来源于UpToDate

脂溢性皮炎不光只出现
在头皮上，有时皮疹始于面
部，伴红斑性、鳞屑性、橙红色的斑块。前额、耳后区域、眉毛
和眼睑、面颊及鼻唇沟通常受累。脂溢性皮炎也可能发生于尿布
区、躯干（好发于脐区）或皮肤间擦部位，它也可在多个部位同
时发生。在婴幼儿中比较多见的是眉间有结痂的黄色物质。脂溢
性皮炎见于年龄为3周至12个月的婴儿中。据统计，不满1个月
的婴儿中10%有脂溢性皮炎。大多数情况下，婴幼儿进食和睡
眠都不会受到影响。一般不会有明显瘙痒，即使有瘙痒也是轻度
的。脂溢性皮炎的病程具有自限性，且在数周至数月内自行消
退。因此，建议初始治疗应为保守治疗，保持正常的皮肤清洁护
理即可，等待自行消退。对于累及范围更广的或持续时间更长的
病例，我们建议使用一个短疗程的弱效局部用皮质类固醇类药膏
或使用2%酮康唑乳膏（建议皮肤科就诊后在医生指导下用药）。
大部分严重的脂溢性皮炎在经过皮肤科正规药物治疗后可消退。
也有的婴儿脂溢性皮炎会反反复复数周至数月，需要间歇性治疗
疗程。

脂溢性皮炎看了图片估计大家就能过目不忘，而其他部位的

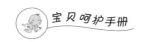

脂溢性皮炎特征是外观油腻，摸起来一定皮肤不是干干的，而且好发于皮脂腺丰富部位，耳朵、面颊、颈部周围皱褶处、腋窝及大腿根部。新手爸妈们如果有这个概念，面对宝宝的乳痂可能就不会惊慌失措了。

② 婴幼儿良性皮肤病变之新生儿毒性红斑、蒙古斑

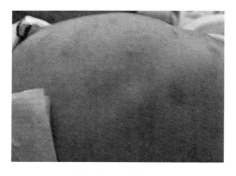

新生儿中毒性红斑
（图片来源于UpToDate）

新生儿中毒性红斑发生于31%～72%的足月儿，病因尚不清楚。特点为多发性红色斑疹和丘疹（直径1～3 mm），迅速在发红的基底上进展为脓疱。皮损遍布躯干和四肢近端，不累及手掌和足底。这些皮损可能在出生时就存在，但通常于出生后24～48小时内出现。皮疹通常在5～7日内消退，但在完全缓解前可时轻时重。新生儿毒性红斑可自行消退，不需要治疗。

蒙古斑学名为先天性真皮黑素细胞增多症，是新生儿最常见的色素性病变。亚洲新生儿的患病率为85%～100%。通常表现为边界不清的蓝灰色素斑，但也可为蓝绿色或棕色。皮损直径可为10 cm或更大。最常见的发病部位是骶骨区域至臀部，其次是肩部，很少出现在头部、面部或四肢屈侧。在国内更多时候可能

被大家称作为胎记。这是一种完全良性的病变，通常在1岁或2岁内消退。到6～10岁时，绝大多数患者的皮损消失。然而，约3%的患者皮损可持续到成年期，特别是皮损位于骶外区域者。

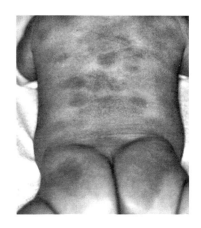

蒙古斑（图片来源于UpToDate）

总结一下，这两种皮肤病变均无需处理，等待自然消退即可。爸爸妈妈们，你们在宝宝身上发现过这些病变吗？

③ 婴幼儿良性皮肤病变之热疹

热疹，其实学名叫做"痱子"，也称为"汗疹""热刺"。无论在新生儿期，婴幼儿期，都是相当常见的一种皮疹。今天Dr马来科普这个似乎大家都懂的疾病——痱子。

痱子是由小汗腺导管内阻塞引起的一过性皮肤病，小汗腺汗管在角质层水平被角蛋白堵塞致使汗液在汗管下方堆积，从而形成痱子。痱子有三种主要类型，即晶形粟粒疹、红色粟粒疹和深部粟粒疹。任何可导致出汗的因素都能引起痱子。痱子好发于头部、颈部、胸部或皮肤相互摩擦的部位（如腋窝）。而新生儿中是一个常见表现，特别是在温暖气候下。常见的原因包括：湿热环境、穿不透气的衣物、穿盖过多等。这种情况通常不需要特定的治疗。当婴儿被置于较凉爽的环境中并采取措施减少出汗，如

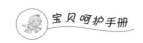

穿着棉质、宽松的衣物和进行水温恰当的温水浴时，皮损通常会迅速消退。

痱子其实很好分辨，首先看发生的部位，通常在头、颈、胸以及皮肤相互摩擦的部位，当然婴幼儿尿不湿部位的有些尿布疹某种程度上也是痱子。一般的痱子不需要至医院就诊，但是如果皮肤有感染的情况下建议就诊：出现疼痛、皮温升高或肿胀；皮肤发红；皮肤渗出脓液或结痂。有什么特效药治疗痱子吗？事实上没有，最佳的治疗方法是降温和尽量保持干燥。因为皮肤都是汗的话，小汗腺一定更容易堵塞。所以不建议给孩子用痱子粉，如果孩子出汗较多，痱子粉吸汗后结成一块一块的，反而堵塞汗腺。另外粉状物质使用时有可能被孩子吸入肺部。而痱子粉为什么一直被大家认为可以防止痱子发生？它确实有一定的用处，就是它可以保持皮肤干燥。那么我们其实只要降低室温，不给孩子穿盖过多，出汗时及时擦干，这些物理的方法就可以达到相同的效果，为什么非要用痱子粉呢？其他一些五花八门的药膏，还是那句话，请家长们使用前看清楚里面的成分，含有酒精、樟脑、薄荷等成分的药膏，对于2岁以下的孩子都不太适合。当然它用起来清清凉凉，会暂时体表很舒服。还是那句话，我们保持室温合适，不出汗的话，孩子也会很舒服。孩子如果确实因为痱子很痒不舒服，也可以用偏凉的水擦洗局部皮肤，并保持皮肤干燥、通风。

总结一下，痱子也就是热疹的预防方法：穿着棉质、宽松的衣物；保持适当的室温，夏天可以在家开空调，尽量不让孩子出汗；在外可以撑伞或者避开夏季高温日出行；出汗时勤擦干，保持皮肤干燥。对于夏天的小胖墩们，腋窝、颈部可是重点部位，一定要注意擦汗，宝宝清醒时变换体位让这些部位透气通风。希望宝宝们都没有痱子！

4 新生儿痤疮/婴儿痤疮

听到痤疮一词，大部分人想到的是青春期的那张脸，或许在你们青春期时也饱受痤疮之苦。其实新生儿痤疮或者婴儿痤疮也很常见。首先科普一下新生儿是指出生后28天以内的宝宝。婴儿是指出生后1周岁以内的宝宝。所以今天讲的只是一种皮肤改变，由于发病年龄不同，发病机制等不太相同，可以分为两个名词。

新生儿痤疮大约出现在20%新生儿期宝宝中，有学者认为本病是母源性和内源性雄激素对皮脂腺刺激所致。也有人称之为新生儿头部脓疱病。新生儿期任何时期都可以发病，平均发病年龄为3周龄（出生后20天左右）。存在炎症性丘疹和脓疱、无粉刺样皮损以及病变局限于面部（特别是颊部）和有时累及头皮的特征性分布，皮肤表现可能非常类似于红色粟粒疹。大多数情况下，每天用水清洁并避免外源性油剂和乳液即可治疗。该症状通常在4个月内自行

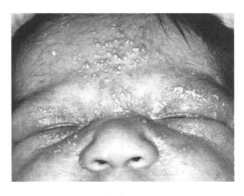

婴儿痤疮（图片来源于UpToDate）

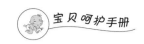

消退且不遗留瘢痕，因此不需要额外的治疗。严重病例涂抹2%的酮康唑乳膏一日2次或1%的氢化可的松乳膏一日1次，可加速病变的清除。

婴儿痤疮一般在出生后3～4月龄发病。该病是雄激素刺激导致皮脂腺增生，在男孩中更多见。可能出现典型的面部痤疮样皮损，包括粉刺、炎症性丘疹、脓疱，有时还可见结节。通常在出生后第1年的后期自行消退，但也可能持续至3岁。婴儿痤疮因为持续存在时间较长，偶尔会导致瘢痕形成，所以可能需要治疗。当出现炎症时，严重病例建议医院就诊后，按医嘱涂抹外用抗生素治疗。

好学的爸爸妈妈们，现在我们将新生儿痤疮、婴儿痤疮总结一下：这种皮肤变化一般存在于脸部，而颈脖处、耳朵后很少出现，多数可以在脸部、前额、下巴处发现，有时也会在头部。不痛不痒，宝宝不会抓挠，不会在家长身上蹭皮疹部位。这些皮疹都是一粒一粒相对独立的，有明显分界线的，小红点，摸上去突出皮肤表面，皮肤摸上去并不干燥。皮疹底部有点红，顶端可以有白头、黑头粉刺、小结节、脓疱等多种形态。处理原则主要是观察为主，严重病例建议医院皮肤科就诊后按医嘱外用药。

5 婴幼儿湿疹

不知从哪天开始，湿疹变为极其热门的话题。小宝贝出现一点点皮肤的疹子，都会被认为湿疹。然后母乳妈妈开始了各类忌口，那么这些诊断都对吗？忌口有必要吗？我们还是从科学的角度来认真地为大家科普一下湿疹。

湿疹，严格意义上称作为特应性皮炎，它是一种慢性、瘙痒性、炎症性皮肤病，儿童中常见，在婴幼儿中发作就称为湿疹。临床特征包括皮肤干燥、红斑、渗出和结痂，以及苔藓样变。很明显的一个特点就是有瘙痒，在小婴儿身上体现为喜欢往大人身上

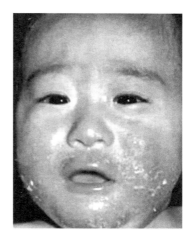

湿疹（图片来源于UpToDate）

蹭、摩擦，以达到抓挠的效果，当然大一些的孩子也会自己抓，甚至会抓破皮肤。由于瘙痒也可能导致孩子睡眠不安、频繁吵闹。湿疹另一个特点就是可能反复发作，所以治疗目标是减轻瘙痒及皮炎症状，防止病情加重，并使治疗风险降到最低。

而关于湿疹和致敏原到底有无关系，其实目前的研究仍尚有争议。虽然大约50%的特应性皮炎儿童可能对1种或多种食物变应原（特别是牛奶、蛋、小麦和花生）的皮肤点刺试验或特异性IgE阳性，但在临床上大多数病例与食物致敏作用无关。换句话说，不是所有的湿疹都是食物过敏导致的，但严重的湿疹和食物过敏有一定的关系。美国皮肤学会认为食物过敏是湿疹的一个重要触发因素，而不是导致湿疹的因素。有明显食物过敏的孩子一定会加重湿疹的病情。所以特别提醒母乳喂养的妈妈们，如果孩子存在湿疹，并不应该立即忌口，除非您食入某种特定食物，明显加重了孩子的湿疹。对于严重湿疹的孩子，在辅食添加时，需

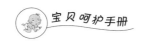

要谨慎些，需要一定的观察时间，一般每引入一种食物，连续观察3～5天，观察有无出现皮疹、腹泻或者呕吐，而不要同时引入多种食物。当特定食物和湿疹存在一定联系时，需要忌口，避免这些过敏源接触。

对于湿疹的治疗，首先需要注意的是湿疹的孩子皮肤的特点是干燥，皮肤保湿是特别关键的一个步骤。水分含量较低的厚重乳膏（Eucerin、Cetaphil、Nutraderm）或者无水软膏（矿油凝胶、凡士林、Aquaphor）可更好地防止干燥，最好在洗浴后皮肤水分含量充足时立即使用润肤剂。建议把保湿润肤剂涂抹得厚一些，这样可以更好的保湿锁水。建议每日至少使用保湿润肤剂3次。而平时发现孩子皮肤一干就涂抹，这样几天下来湿疹会明显好很多。

湿疹的孩子能洗澡吗？当然可以，而且更应该洗澡，因为洗澡可以冲掉皮肤表面的细菌、病毒、过敏原等刺激物，并且给宝宝的皮肤充水。洗澡水温要偏低些，在保证不着凉的前提下，水温尽量偏低，一般不超过40摄氏度，因为湿疹的孩子遇热会更痒。洗澡时间不要过长，不要使用肥皂等碱性洗澡制剂，如果要用沐浴露，选择偏酸性或中性的，不含有香精，防腐剂尽量少的，湿疹部位的皮肤不要用到沐浴露。

而对于加强保湿后效果仍不明显的宝宝，可选择糖皮质激素软膏外用，如地奈德软膏、丁酸氢化可的松乳膏、醋酸地塞米松软膏等。建议对面颊部连续使用激素软膏最好不超过2周，会阴部连续使用激素软膏最好不要超过1周，躯干四肢一直用到好就可以了，使用几个月是没有问题的。建议使用激素软膏一次性地把湿疹治疗好再停，这样治疗好了不容易反复。很多妈妈谈到激素就色变，把激素看成毒蛇猛兽，这是完全没有必要的，外用激素吸收的量很少，而且只要不是长期使用，副作用几乎不会产生。当然有些孩子使用激素后会留下皮肤白斑，大部分是皮肤炎症后色素沉着减少导致的，并不一定是因为激素的原因，而且白斑在几个月后就能逐渐转淡消失。湿疹可能造成孩子瘙痒不适，睡眠、吃奶不安，烦躁哭闹，而安全有效的激素治疗为什么不好好按照医生建议使用呢？当然激素治疗的同时必须再次提醒一定要好好做足保湿皮肤的工作。如果是严重湿疹，建议在皮肤科专科医生指导下用药。

希望关于湿疹的科普可以给予大家一定的帮助，让大家学会如何护理湿疹孩子的皮肤，如何合理用药。总之湿疹是一个易反复的皮肤病变，爸爸妈妈们了解这些知识会对宝宝的病情有更好的理解和体会，为宝宝创造更高的生活质量。

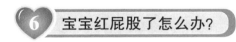

⑥ 宝宝红屁股了怎么办？

宝宝大便次数较多或者夏天时候，红屁股可能是最为困扰爸爸妈妈的一个皮肤问题了。所谓的"红屁股"或"红臀"事实上专业术语称为尿布皮炎或者尿布疹。好发于直接接触尿布的凸起皮肤表面，包括臀部、下腹部、生殖器和大腿上部。

那么为什么别人家孩子不容易得"红屁股"？我们家日常护理得已经够好了，还会"红屁股"呢？往下继续看，以下原因都可能造成"红屁股"。

第一，婴儿频繁排便，比如腹泻时大便次数明显增多，频

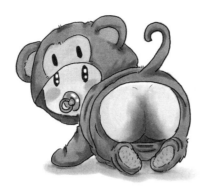

红屁股

繁刺激局部皮肤，很容易"红屁股"。那么母乳喂养孩子大便次数本身就很多，会不会"红屁股"呢？不着急，慢慢看下去。相比于配方奶粉喂养的婴儿，母乳喂养的婴儿的尿布皮炎发病率更低，原因可能是母乳喂养的婴儿大便pH值较低。

第二，应用广谱抗生素可使婴儿发生腹泻和继发酵母菌感染的风险升高，也就是在口服抗生素期间孩子是比较容易"红屁股"的。

第三，"红屁股"是一种刺激性接触性皮炎，但发生于尿布区的皮疹可能是一些更加弥散性皮肤病（脂溢性皮炎或特应性皮炎）的发作表现，或可能是恰好出现在尿布区的不相关皮肤病，也就是宝宝本身就是皮肤敏感型的概率就更高了。

第四，有些爸爸妈妈习惯性在宝宝便便后使用湿巾擦拭宝宝屁股，殊不知湿巾的某些成分可能造成孩子的"红屁股"。婴儿专用湿巾真的适合每个宝宝吗？答案是不一定。湿巾中某些不安全成分有可能会使你家宝宝不舒服，比如乙醇（俗称酒精），容易刺激宝宝娇嫩的肌肤；MIT/CIT，这二种都是护肤品常见的防腐剂，会有宝宝对这些成分过敏；丙二醇，宝宝有过敏的风险。选择湿巾时尽量避免这些成分，另外在家中宝宝大便后尽量选择温水洗屁股，而不要偷懒用湿巾擦擦就好了哦！

最后，我们来了解一下得了"红屁股"到底怎么办？

（1）一般皮肤护理措施（勤换尿布、暴露于空气中、轻柔清洗），也就是大便后用温水及时清洗，尽量不用湿巾，或者选用无酒精无芳香剂的婴儿湿巾，洗完屁股后用柔软的纱布巾轻轻吸干臀部水分，而不是来回搓揉宝宝柔嫩的皮肤。如果室温合适，需要把屁股暴露在空气中适当晾干，然后再换上干净的尿布。当然小便后换尿布频率也应该比出现"红屁股"之前更高。尽量避免孩子的皮肤长时间和粪便、尿液接触。

（2）尿布的选择，选择最适合自家宝宝的尿不湿或者布尿布，此处不推荐品牌。国外研究表明首选尿不湿，比起传统尿布，尿不湿的吸水性更高。

（3）外用屏障制剂的使用，屏障制剂可物理性地阻挡化学刺激物和潮湿环境与皮肤的接触，同时还可以最大限度地减少摩擦。常见的比如氧化锌软膏、凡士林霜等，这些都是市面上比较容易买得到的且实用性强。请不要问 Dr 马各种护臀膏能不能用，建议爸爸妈妈查一下成分，成分没问题就可以，大部分也是上述成分组成。这里指出一下，紫草膏到底能不能用？美国食品药品监督管理局（FDA）对紫草口服液发出肝毒性警告（注意这里是口服液，不是外用紫草膏），并要求紫草膏不能用于破损皮肤，以免增加局部吸收。所以我们有更好的选择时，为什么要让孩子承受风险呢？因此不建议用紫草膏。

（4）对于重症病例以及并发假丝酵母菌继发感染的病例，可采用低效外用皮质类固醇（也就是激素类药膏）和抗真菌剂。重症病例建议医院皮肤科就诊，在医生指导下用药。

最后，希望爸爸妈妈们看完这篇文章，对"红屁股"不再惧怕，当然最好宝贝们不会"红屁股"！

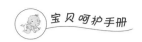
7 婴幼儿血管病变

也许爸爸妈妈们会说，婴幼儿会有血管病变吗？其实，换种血管瘤的说法可能大家更好理解，但并不是所有的血管改变都是血管瘤。

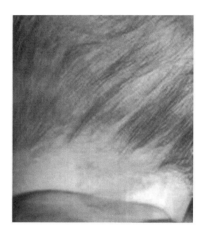

天使之吻（图片来源于UpToDate）

婴儿最常见的血管病变是单纯性粉红痣（常称为新生儿红斑、鲑鱼斑、鹳咬印或天使之吻），最常见于颈背、眉间、上眼睑、前额和鼻唇沟，表现为单个或多个压之褪色的粉红色或红色斑片。这些不需要治疗，绝大多数可在1岁内自行消退，通常在2岁内消退。但颈背部的病变会长期保持不变，基本无不良后果。

婴幼儿血管瘤是由增生的血管内皮组成的良性血管肿瘤。这些团块有时被称为"肿瘤"，但它们并非癌症所致，通常是无害的。约90%的这些病变在儿童9岁前会自行消退。血管瘤的临床表现在出生时大多不明显，但会在出生后的数日至数月内变得明显。婴幼儿血管瘤常在出生后的数日到数月内被家长发现。女性中的血管瘤发病率是男性的2～3倍。婴幼儿血管瘤的特征是具有一个生长期和一个消退期。血管瘤生长（增殖）期通常在出生后的前几个月里十分迅速。缓慢增殖期可持续至出生后的

6 ～ 12个月。1岁后也可
继续增殖，但不常见。自
行消退期常始于出生后第
1年的后期，并持续至不
同年龄。浅表血管瘤最为
常见，表现为正常的皮肤
上凸起鲜红色丘疹、结节
或斑块。深层（皮下）血

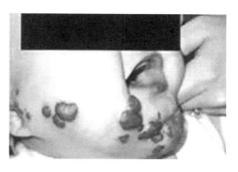

血管瘤（图片来源于UpToDate）

管瘤通常是呈肤色的凸起结节，往往泛蓝，伴或不伴中央毛细血
管扩张斑片。单纯的深层血管瘤较少见。尽管婴幼儿血管瘤是良
性自限性疾病，但部分血管瘤可引起溃疡和永久性损容等并发
症。此外，部分血管瘤可能会损害重要器官的功能，或预示脊
柱、中枢神经系统、循环系统和/或眼部的潜在发育异常。

　　血管瘤应采取个体化治疗，依据包括病损的大小、形态、位
置、有无并发症与发生可能、瘢痕形成或毁容的可能性、患者年
龄，以及评估时的生长或消退速度。一般来说，如果家长发现血
管瘤，可到医院进一步确诊，短期内快速增大则建议尽早去皮肤
科专科就诊，有些儿童专科医院会有血管外科就诊，可长期随
访。目前国内外对于婴幼儿血管瘤的常见处理方法包括外涂药
物、口服普萘洛尔等口服药物以及激光、手术治疗。当然因为血
管瘤大部分无需治疗，只有医生评估后认为有治疗的必要性时才
会选择适合孩子的治疗方式。事实上爸爸妈妈们能做的最重要的
事情是帮助孩子正常地看待血管瘤。血管瘤可能会让稍大些的儿
童难以接受。尤其当其他孩子可能会盯着你的孩子看或投以不必
要的关注。当家长们正确认知到血管瘤，才能更好地呵护孩子的

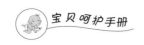

身心健康。

科学而理性地认识疾病、接受疾病是父母们的必修课，无论宝贝得了何种疾病，作为爸爸妈妈首先要学会自我调整，正确而科学的治疗会使孩子更快乐健康的成长！

8 夏日宝宝皮肤大作战之蚊子包

虽然宝宝肯定是家中重点保护对象，但没人能够保证宝宝绝对不被蚊子盯上。那么如果被蚊子叮咬后该怎么办呢？让Dr马来分享如何应对蚊子包。

其实我们作为有生活经验的成年人来说，一定会知道每个人对于蚊子叮咬后的反应差异性是很大的。有些人毫无痒感，只看到皮肤表面有个小红点。有些人感到剧烈瘙痒，局部会有硬结，蚊子包甚至会越来越大，中间还出现水疱，直至抓破，留下皮肤一块印记，需要很久皮肤才能变回原样。

我们先来讲一下绝大多数人正常的被蚊子叮咬后的反应。一般都分为急性反应和延后的变态反应*。其实蚊子会分泌唾液蛋白，对于我们的身体来说这是一个异物，所以会有过敏反应，也就是出现蚊子包，如果去医院皮肤科看蚊子包，那么就会被诊断为虫咬性皮炎。也就是蚊子叮咬后导致了身体过敏，才出现一个个瘙痒的小疙瘩。随着年龄的增大，反复被蚊子叮咬后形成了"脱敏"。对于这种过敏反应会耐受，被蚊子叮了以后也不会反应

---

* 变态反应可通俗理解为过敏反应。

那么大了。所以小宝宝们更容易出现严重的蚊子包。

那么如果被蚊子叮咬后该怎么办呢？

如果宝宝没有太大的不舒服感受，则不需要特殊处理。

如果宝宝很痒，有抓挠现象，可以冷敷止痒，一般毛巾包着冰块冷敷5分钟左右就可以了。

如果蚊子包块比较大，又肿又痒，可以用炉甘石洗剂抹一下，一般在药房可以买到，很安全，孕妇和儿童均可使用。

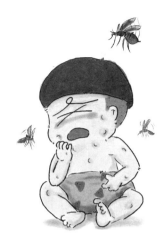

蚊子叮咬宝宝

如果是更严重的包块，甚至皮肤出现了一片红红的肿胀的疹子，可以涂抹一些弱效激素药膏，比如氢化可的松软膏、地塞米松软膏、地奈德软膏等。局部短时间外用激素药膏，几乎不会产生副作用。

对于2岁以下儿童，尽量不要使用含有樟脑、薄荷的清凉油类的物质。樟脑对儿童有导致难治性癫痫的潜在毒性。同时，我们并不建议使用各种成分不明的网红药膏。

宝宝营养

从宝贝呱呱坠地开始，爸爸妈妈们就操碎了心。甚至更多的妈妈在孕晚期已经进入了"买买买"的节奏。那么宝宝降临后，该吃什么呢？我们是推崇科学育儿的医学工作者，听听我们的选择，或许你就不再纠结了。

 ## 宝贝出生后，各类营养怎么补？

母乳喂养被公认为标准且首选的婴儿喂养方法，是所有婴儿最好的食品。因为母乳喂养已被证明对婴儿及母亲自身的健康均有益处。目前国内也越来越重视孩子的第一口奶，有些家庭的宝宝出生于10多年前，可能会深切体会到以前医院会给新生儿提供配方奶或者糖水，来解决妈妈生产后暂时泌乳不足的问题。现在很多医院会让妈妈给孩子哺乳，增加乳房的吸吮来解决孩子的第一口粮食，而非强调用母乳替代品，这是国内的一大进步。

初乳是足月健康宝宝所需要的唯一食品。新生儿第一天的胃容量约为5～7 ml，像是一个玻璃弹子球大小。有趣的是，研究者发现一天大的新生儿的胃并不会为了容纳更多而伸展。由于新生儿的胃壁保持紧致状态，进食过多的母乳就会被吐出。初乳的量正好是宝宝最初几顿所需的量。少量、频繁的喂养能保证您的宝宝获得他/她所需要的母乳量。

除了母乳外，孩子还需要吃什么呢?

那就是维生素D。维生素D是一种脂溶性维生素。只有很少的食物天然含有维生素D（多脂鱼的肝脏除外），因此皮肤合成是这种维生素的主要天然来源。美国医学研究所在2010年发布的报告推荐1～18岁儿童和70岁及以下成人的维生素D推荐膳食摄入量是每日600 IU（15 μg）。而对71岁及以上成人推荐摄入量是每日800 IU（20 μg）。对于妊娠期及哺乳期女性，其推荐摄入量为每日600 IU（15 μg）。

对于不超过12个月的婴儿，充足的维生素D摄入量估计为每日400 IU（10 μg）。纯母乳喂养的婴儿应补充维生素D，因为人乳中维生素D含量较低。美国劳森威尔金斯儿科内分泌学会（LawsonWilkins Pediatric Endocrine Society）也推荐，纯母乳喂养的婴儿应在出生数日内就开始每日补充400 IU维生素D。大多数婴儿配方奶粉都含至少400 IU/L的维生素D，因此配方奶喂养的婴儿也需要补充维生素D以达到上述目标，除非每日摄入至少1 000 ml的配方奶。由于配方奶的不同品牌之间维生素D含量也有所不同，所以具体量可以通过计算获得。

做妈妈之前，自己吃啥都没那么讲究。做妈妈之后，宝宝吃啥都恨不得有个精确值。也许很多给宝宝吃配方奶的妈妈就会纠结，到底该不该补充维生素D呢? 目前尚不清楚摄入多少剂量的维生素D会导致中毒，但美国医学研究所将健康成人和9～18岁儿童的维生素D可耐受最高摄入量设定为每日4 000 IU。可

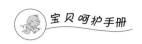

见，维生素D的推荐摄入量的范围值是很大的，所以如果是配方奶喂养，每日常规补充维生素D400 IU也不会有任何问题。

如果妈妈某天喂了宝宝一次维生素D400 IU，爸爸在不知情的情况下也喂了一次，怎么办？没有关系，如果非常在意，那么第二天停喂一次维生素D也可以。

关于维生素D制剂，到底是海淘好呢？还是国内药店买好呢？还是一定要去医院配呢？

其实不必纠结，维生素D制剂的生产不是多么高级神秘的工艺，国内的正规厂商的维生素D胶囊就可以。当然妈妈如果有渠道可以确保自己买的国外维生素D是正宗的，也是可以的。特别提醒家长要注意看自己买的剂型，一定要确保每天口服维生素D400 IU。还有家长听说国外的一瓶维生素D，每天吃一滴，开封后容易氧化？大可不必顾虑这么多，国外市场大部分是这种制剂的维生素D，溶解维生素D的溶剂确实可能会氧化，但不影响维生素D的含量。那么从出生数日后开始补充，到底补充到多大呢？根据前文我们可以看到在你生命的每个年龄段都是需要补充的，区别在于量有所不同。

DHA有必要补充吗？

其实DHA最早发现于母乳中，所有母乳喂养的宝宝已经得到了纯天然的DHA，当然没必要额外补充。另外DHA是一种长链多不饱和脂肪酸，是大脑和视网膜磷脂膜的必需组成部分。晚期妊娠期间和出生后最初的6个月中，DHA被优先整合入迅速发育的大脑和视网膜，并持续累积至儿童期早期。但外源性DHA并不能被身体很好地吸收和利用，所以且不论市面上的DHA制剂含量到底有多少，能吸收的又能有多少呢？目前国内外对于婴儿是否需要补充DHA尚有争议，且对DHA的最佳浓度尚不明确，所以我们只推荐妈妈孕期和哺乳期适当吃富含DHA的食品，比如鱼类、鸡蛋、藻类等，补充DHA，宝宝出生后特别是6个月内尽可能母乳喂养，就能解决DHA这个问题了。6个月后按时添加辅食，一般也不会缺DHA。如果家长说那我还是选择给宝宝补充DHA，Dr马的意见是也不反对，效果见仁见智，还要再啰嗦一句，好好看一下成分，因为很多鱼油也是复合成分，几种营养素一起吃，最大的问题是有些重复成分会吃多了。

鱼肝油需要补充吗？

鱼肝油主要成分是维生素A和维生素D，市面上维生素AD制剂一般也被称之为鱼肝油，所以它补充的是两种维生素，维生素A和维生素D。鱼肝油因为是从鱼类肝脏提取的而得名。补充维生素A的目的是预防夜盲症，维生素A缺乏会引起一系列眼部征象，称为眼干燥症。其最早期的症状是夜盲症，随后是结膜和角膜的干燥病，以及出现毕脱斑。世界卫生组织（WHO）之前推荐发展中国家儿童常规补充维生素A，是因为维生素A缺乏在发展中国家很常见。2011年WHO关于1～5月龄婴儿补充维生素A的指南指出：不建议1～5月龄婴儿补充维生素A作为一项公共卫生干预措施，取代之前6月龄以下婴儿补充维生素A预防维生素A缺乏的建议。所以补充维生素A并不是必需的。如果哺乳期妈妈饮食均衡，那么母乳中的维生素A就能满足6个月以内婴儿的维生素A需求，不需要额外补充维生素A。这里需要提醒妈妈们，如果是奶粉喂养宝宝，奶粉中一般是添加了维生素A的，具体剂量示不同品牌不同奶粉而不同，一般奶粉罐上会标注。奶粉宝宝相对来说更没必要补充维生素A。而6个月以后的宝宝通过按时添加辅食，很多食物中富含维生素A，比如鸡蛋、肝脏、绿叶蔬菜、黄色蔬菜、水果等，因此一般也不会缺乏维生素A。而维生素D则是每个宝宝均应该补充的营养素。

其实宝宝在出生6个月内，除了奶，出生数日内就应该每天补充400 IU维生素D，这些就是孩子全部的口粮。

宝宝辅食

宝宝出生后的成长是很快的，不知不觉一个小小的婴儿就会咿呀学语，奶已经远远不足以提供他/她全部所需，宝宝会对大人的饮食产生兴趣。本篇将为各位爸爸妈妈们讲解宝宝添加辅食时一些要点和注意事项。

 宝宝的辅食何时开始添加？

宝宝呱呱坠地后，以奶为生。事实上1岁内的宝宝都是以奶为主，添加的固体食物只能称之为辅食，而不是宝宝的主食。出生后第1年中婴儿喂养的主要目的是获得最佳生长所需的营养素。实现能量摄入与能量需求之间的平衡是首要目标。次要目标是学习口腔运动能力和建立恰当的进食行为。喂养行为的形成是一个"行为学习过程"，取决于结构完整性和神经系统成熟度，受到个体气质、人际关系、环境因素和文化的影响。2岁之前的喂养方式将影响人一生的进食模式，因此养成健康的进食习惯非常重要。或许有些爸爸妈妈自身就很挑食，这和早期的喂养可能密不可分，所以不要小看喂养这件事，做得好以后宝宝的进食就

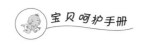

不用愁。

基于婴儿的生理需求和神经发育成熟程度，开始添加辅食的最佳时机为4～6月龄，大多数医生推荐的辅食添加时机也是4～6月龄，母乳喂养的宝宝目前普遍推荐的添加辅食时机是6月龄。虽然有一个大致的年龄认为宝宝已经做好了准备进食辅食，但实际情况还是需要根据宝宝的个体需求。

不建议过早添加辅食，至少不早于4月龄，过早添加辅食可能会增加患有过敏性疾病的风险。过早添加辅食对于宝宝并无明确的益处。有些父母认为早点添加辅食，让孩子夜间睡眠更完整，然而一项临床试验发现添加辅食与增加睡眠持续时间没有关联，因此是无效的。甚至过早添加辅食有潜在的危害。在婴儿尚未具备安全吞咽固体食物的口腔运动能力之前，喂食固体食物可能引起误吸。在4～6月龄之前添加辅食可能引起能量或营养素摄入不足或过多，并且增加肾脏负荷。有些研究发现过早添加固体食物与肥胖风险增加相关。

同样不建议过晚添加辅食，到6月龄时，纯母乳喂养婴儿摄入的母乳量已不能满足婴儿对能量、蛋白质、铁、锌和一些脂溶性维生素的需求。过晚添加辅食可能会导致由于能量摄入不足引起的生长减缓。如果未按照推荐意见对母乳喂养的婴儿补铁，则可能发生铁缺乏，引起缺铁性贫血。口腔运动功能发育迟滞。厌恶固体食物等。

也许爸爸妈妈会问，那么该如何判断孩子是否做好了吃固体食物的准备？4～6个月龄婴儿若有以下表现，则通常做好了开始吃固体食物的准备：充分的躯干控制（表现为在俯卧时能够伸直手肘支撑身体）；能够很好地控制其头部和颈部；挤压反射消失（通常在4～5月龄），挤压反射是指婴儿用舌头将置于其双唇之间的任何物体推出口腔的行为。在挤压反射没有消失之前，用勺子喂食非常困难，会给妈妈和婴儿都带来挫败感；把玩具或手伸进自己的口中；能将泥糊状食物推进到后咽部以便于吞咽；能够表达对食物的兴趣（张开嘴、身体前倾）和饱足感（身体后仰或者转开）。这些行为通常在5～6月龄出现。

对于早产宝宝来说，一般也是纠正月龄4～6月龄，准备好了吃辅食的准备，有以上特征后考虑添加辅食。

希望爸爸妈妈们能够关注宝贝的辅食添加，希望每一位宝宝都能好好吃饭！

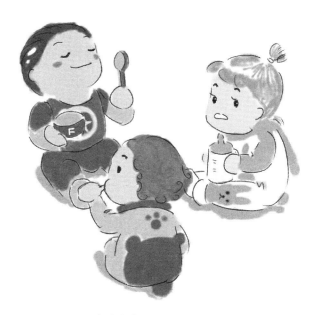

宝宝准备开始添加辅食

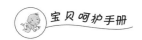

2 辅食添加如何合理推进?

当爸爸妈妈们掌握了辅食添加的时机之后,就需要了解如何来选择辅食添加的食物了。本节就是让家长来了解辅食到底该加什么,该如何逐步添加。

随着婴儿进食能力的发展,应逐渐推进辅食的复杂程度和质地。辅食喂养的同时应该继续喂养母乳或者婴儿配方奶粉。1岁以内除奶以外的食物还只能称之为辅食,不能代替奶。辅食的添加,除了满足婴儿生长、发育和健康所需的全面营养外,同时培养孩子的进食能力,学会口腔的咀嚼能力,培养用手抓食物,培养用勺、用筷子吃食物,是促进社会化培养的里程碑。促进味觉的发育,感受各种食物的口感、温度、质地。促进消化功能的发展,让胃肠道适应各种食物的刺激。培养孩子的好奇心和冒险精神等等。所以辅食添加可不是简单的吃饱而已哦!

辅食添加是一个漫长的过程,可能需要从6个月开始至1岁半的漫长的进程,在此期间慢慢增加食物的分量和种类。每个孩子都是独立的个体,有些孩子添加辅食相当顺利,有些孩子可能会反反复复。家长需要的是做好充分的心理准备,配合宝宝的步调,逐步添加辅食。给宝宝添加辅食后,有心的家长可能会发现食物有些会以原型排出体外,便便中可能出现各种辅食残渣,如玉米粒、胡萝卜泥等,这在小年龄婴幼儿中都非常常见。其实这时候不需要特别担心,婴幼儿的口腔研磨功能尚不完善,咀嚼不充分,胃肠道功能不够健全,那么消化不了的食物以原型出现就很正常,不需要特殊处理,也不需要暂停辅食,这是很正常的一种现象。

　　添加辅食应首先添加单一成分的食物，由少到多。单一谷物成分的婴儿谷类食物能够提供额外的能量和铁，是添加的第一种辅食的良好选择。米粉的变应原性最小而且容易获得，故传统上作为最初引入的辅食。因此医生一般会建议宝宝首先添加的是强化铁的米粉。调制婴儿米粉时可以添加母乳、婴儿配方奶粉或水。最初，应在原来两餐奶喂养时间的中间或下一餐奶开始前为婴儿加入少量的米粉，应逐渐增加米粉的量。由少到多，可以从1勺开始，逐渐2勺，多勺，然后到一餐辅食吃饱。喂养婴儿吃谷物时，应使用勺子。勺子喂养可加强口腔运动能力，可促进婴儿的语言发育，而反对用奶瓶喂养辅食。

　　辅食添加应加一种到多种，每种新引入的食物需要观察3～5日，也就是每3～5日添加1次，每次添加1种单一成分的食物，以便识别婴儿对食物的不耐受。逐渐添加米粉、肉泥、水果泥和蔬菜泥。第一个添加的固体食物应该是细腻的泥糊状，仅含一种成分，且不应该含有添加剂（盐、糖等）。在婴儿耐受各个成分后，可以喂以混合食物。比如先添加米粉，5日后尝试添加一种菜泥，观察3～5日没有不良反应，那么可以米粉混合菜泥给宝宝吃。但每次只能新添加一种食物，观察3～5日，主要观察：有无皮疹或皮肤上出现凸起的红色斑片（通常会有痒感，称为荨麻疹）；有无嘴唇或面部肿胀；有无呕吐或腹泻；有无咳嗽或呼吸困难；有无皮肤苍白。如果有以上症状，考虑孩子对该食物存在过敏，暂停给予该食物。

　　辅食添加由细到粗，在婴儿能够耐受较稀的泥糊状食物，而且能够独自坐和尝试用手抓食物之后，可以添加较稠的泥糊状食物和捣烂的软食。在8月龄左右，婴儿通常已能适应浓稠的泥糊

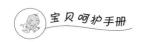

状食物，而且舌头已发育得足够灵活，能够咀嚼和吞咽分量更大的、质地更多样的食物（磨碎的食物、含有柔软小颗粒的捣烂的食物）。

美国儿科学会建议首先添加的辅食为婴儿谷类食物和肉泥，因为这些食物可提供铁和锌，而铁和锌是婴儿膳食中最可能缺乏的营养素。而为了促进铁的吸收，还需逐步添加富含维生素C的食物，比如水果泥和蔬菜泥。当然这些顺序没有一定的规定，首先添加强化铁米粉，其次逐步添加肉泥、水果泥、蔬菜泥、蛋黄泥。所有的辅食都不添加任何调味品，包括糖和盐。婴儿期避免添加糖和盐，有助于降低以后人生中对甜味和咸味的感受阈值，且不会造成肾脏额外的负担。鼓励家长自制泥糊状食物，要保证新鲜、卫生，不添加调味品。

辅食添加是一门爸爸妈妈们都需要重视的学问，每一次学一个知识点，为宝宝的营养打下坚实的基础，更是为了宝宝这一生的进食模式在学习。所以，爸爸妈妈们都要好好学习哦！

3 辅食添加之父母常见误区

辅食添加是一条漫长之路，大部分父母都需要经历半年至1年时间才能让宝宝完全的接受辅食。在这期间，父母为了添加辅食，可谓操碎了心，那么哪些是常见误区呢？ Dr马就来说一说常见的误区。

误区一：强迫喂养

有些父母添加辅食时比较心急，买了很多辅食相关书籍，关注了很多公众号，理论知识相当全面。对照孩子的月龄，一定要给孩子吃相应的奶量，加相应的辅食量。这个观点肯定是错误的。婴儿的实际能量需求因个体特征而存在差异，影响能量摄入的因素包括进食次数、摄入的食物数量、食物的能量密度和每餐进食量。婴儿对能量摄入有与生俱来的自我调节能力，例如，进食次数较少时其每餐进食量会较大，进食能量密度高的食物时进食量会较小。当父母一味追求固定的量和餐次，而忽略了宝宝本身的选择时，宝宝的进餐就不会很愉快。民以食为天，如果连吃饭都感到不愉快，那要如何快乐生活？另外，在婴儿期建立的喂养行为和偏好会持续到儿童期早期，甚至影响孩子一生的饮食行为。强迫喂养最容易造成的是过度喂养。婴儿期的过度喂养可能导致体重增长过多，这可能造成长期影响。婴儿期宝宝胖胖的是非常可爱，但当宝宝偏离了自己的生长曲线，肥胖导致的后期代谢问题可能会造成成年后的一系列代谢性疾病，不利于孩子健康

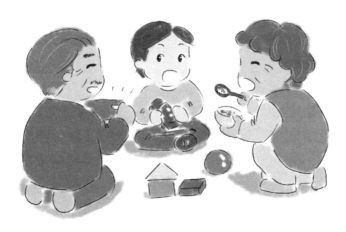

强迫喂养

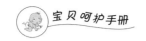

成长。婴儿出现吃饱的表现（向后仰身或者转开）时，应该允许其停止进食。不鼓励为了让婴儿保持整夜睡眠而在临睡前让其尽可能多地进食。这一做法不顾婴儿对能量摄入的天生调控能力，可能引起进食过度。所以父母需要做的就是为宝宝提供合理的食物，吃多少由宝宝来决定，不要强迫喂养。

误区二：宝宝挑食

很多父母会抱怨宝宝挑食，那么在辅食添加的这一阶段中爸爸妈妈到底有没有合理地推进辅食添加呢？之前 Dr 马已经讲过，辅食添加过程对于孩子来说可以培养其好奇心和冒险精神。家长们是否会觉得夸张了？绝对不夸张，宝宝吃每一样新的食物就是一个挑战，食物的颜色、质地、味道都会使宝宝充满了好奇。通过初次大胆的尝试，品尝到了食物的味道、口感，这就是一种冒险。父母抱怨的所谓挑食，是否存在给予宝宝某种食物 1 ~ 2 次，宝宝不接受，就此放弃了呢？事实上，建议父母提供多样化的饮食，并在下一餐时仍给予婴儿上次拒绝食用的食物。有研究表明反复出现可增加婴儿对新食物的接受程度，一种新食物可能最多需要出现15次才能被接受。有研究发现，对于婴儿最初不喜欢的蔬菜，随后连续8餐都给予婴儿这种蔬菜可使其对这种蔬菜的接受程度增加，并在3岁和6岁时继续喜爱并食用这种蔬菜。而多样化的饮食习惯，使孩子在儿童时期更愿意尝试新的食物并且更喜欢新的食物。所以父母们你们真的做到了这些吗？

随着孩子的长大，家庭的饮食习惯也会影响着孩子。见过一位妈妈，来向我抱怨孩子不肯吃肉，只肯吃鱼虾。当我问起家庭的饮食习惯时，妈妈表示自己也不爱吃肉，基本不碰肉。那么怎么能责怪孩子不吃肉呢？随着宝宝长大，在10 ~ 12月龄时，我们建议全家人在同一餐桌上吃饭。同桌吃饭时，家人对饮食的偏好以及进食时满足的表情等均可能对孩子的进餐有一定的影响。

误区三：宝宝自己吃不好，还是喂饭好

经常父母会抱怨爷爷奶奶、外公外婆会嫌弃宝宝自己吃饭搞得一塌糊涂，吃得慢，边吃边玩，吃完要打扫好一阵子，还不如喂饭省心省力。所以，我们经常看到几个月的宝宝在被喂食，1岁多的宝宝在被喂食，2～3岁的宝宝还在被喂食等等。很多家长认为，宝宝只要在进幼儿园的时候能自己吃饭就好了，在家里还是喂饭好。其实这种观点也是错误的。当宝宝8～10月龄时，婴儿独立吃手抓食物所需的技能开始完善。这些技能包括独自坐，抓取、摆布和放下食物所需的手眼协调能力，咀嚼（包括在牙齿萌出之前）和吞咽能力。到12月龄时，婴儿手抓的能力发展成熟，能够进行精细的钳状抓握，提高了进食手抓食物的能力。这时候我们就可以给孩子提供手抓食物，这些手抓食物可以是切碎的、软烂的食物（小块柔软的水果、蔬菜、奶酪，熟透的肉、煮熟的意大利面等），也可以是容易分解的食物（婴儿饼干、干的谷物）等。而在宝宝9～12月龄时，大部分婴儿手的灵巧度可以满足自己用手吃东西。12～15月龄时宝宝可以用两只手拿标准杯喝水，并且可以吃普通的食物而仅需略微加工（切成一口大小的小块）。到了16～17月龄时，宝宝的手腕旋转能力的提升，可以用小勺将食物从碗中送入口中。这一阶段儿童正在逐渐提高自主进食能力，为了满足其能量和营养素需求，需要将自主进食和喂食结合起来。宝宝在自主进食的过程中，不仅培养了手眼协调能力，促进了精细运动的发育，也是一种社会化适应能力的训练。自主进食还能让宝宝对于吃饭这个过程充满了期待和

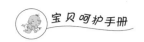

拥有了吃饭的良好兴趣。这过程中，吃饭时无疑会弄脏一些，但宝宝会越来越棒，不应该剥夺孩子的自主进食乐趣和技能。

因此，辅食添加的奥秘全在于父母的探索和学习中，为了宝宝良好的进食技能和进食行为习惯，希望父母们科学看待辅食添加，适合自己宝宝的规律才是最好的规律！

 敲黑板，辅食添加之这些食物要避免

辅食添加是一个循序渐进的过程，考验着家长的信心和耐心，在配合宝宝的步调逐步添加辅食的进程中，什么是不该添加给宝宝的食物？什么是需要谨慎对待的食物呢？

以下是婴儿1岁以内应该避免进食的食物。

（1）牛奶。美国儿科学会建议不要给12月龄以下的婴儿喂食未经改良的牛奶和奶制品，比如成人喝的鲜牛奶、全脂牛奶等，因为这会增加肾脏负担并增加缺铁的风险。所以1岁内宝宝喝的奶只能是母乳或者是配方奶，不可以是市面上的纯牛奶。

（2）果汁。12月龄以下的婴儿通常不应摄入果汁（包括100%纯果汁）。对于6～12月龄的婴儿，2017年美国儿科学会建议将完整的水果捣烂或打成果泥后摄入，而非摄入100%纯果汁，除非因医学原因需要摄入果汁。果汁对婴儿没有营养益处，且可能造成不良后果，如营养低下、营养过剩、腹泻、肠胃胀气、腹部膨隆及龋齿。医学原因需要摄入果汁时（用于治疗便秘时，或用于缺铁婴儿以促进铁吸收时，或者脱水治疗时等情况），婴儿应摄入100%纯果汁而非"果汁饮料"，后者添加有甜味剂和香料。在婴儿1岁后，如果提供果汁，应使用杯子摄入果汁，但是每日果汁量不要超过120 ml，否则容易导致腹泻、蛀牙和其他问题。

（3）蜂蜜。由于蜂蜜易受到肉毒梭菌孢子污染，可能引起婴儿肉毒中毒，肉毒梭菌会产生一种神经毒素，阻断突触前胆碱能传递，从而影响骨骼肌、平滑肌和自主神经功能。因此不建议1岁内宝宝食用蜂蜜。

（4）含糖甜饮料。1岁内宝宝应避免饮用含糖甜饮料（苏打水、茶、咖啡和果味饮料等）。有研究指出婴儿期摄入含糖甜饮料可能与6岁时发生肥胖的风险增加相关。摄入含糖甜饮料也与患龋齿的风险增加相关。

（5）可能引起窒息的圆球状坚硬食物。如花生和其他坚果、葡萄、块状生胡萝卜、圆球状糖果等，在4岁以下都尽量避免给孩子进食，常常容易造成窒息风险。当然在改变这些食物形态，保证没有窒息风险时，是可以给予孩子的。比如花生制作成了花生酱，这时给孩子进食是安全的。

此外，添加辅食时还需要注意的高致敏性食物。

最常见的高致敏性食物包括牛奶、鸡蛋、大豆、小麦、花生、坚果、贝类和鱼类。既往指南推荐，为预防高风险婴儿发生过敏性疾病，应推迟添加高致敏性固体辅食。然而，证据显示，该做法不但不能降低食物过敏的发生率，反而可能使其增加。对于低风险婴儿，可在4～6月龄后的任何时间添加包括高致敏性食物在内的辅食。对于高风险婴儿，在已可耐受一些致敏性较弱的辅食，如米粉、水果泥或蔬菜泥后，考虑谨慎地逐步添加高致敏性食物。总结来说，辅食添加时，先考虑添加米粉，然后选择致敏性较弱的辅食，蔬菜泥、水果泥、肉泥等，若无不良反应，再考虑添加高致敏性食物，同样每次只添加一种单一食物，观察3～5天有无不良反应。对于鸡蛋来说，由于鸡蛋白更易致敏，先添加蛋黄，后考虑添加蛋白，不建议首次就全鸡蛋一起添加。液态全脂牛奶1岁后再考虑添加。

爸爸妈妈们对于辅食的添加，切不可过于心急，给予宝宝充分的时间和耐心，提供安全营养的辅食，共同营造良好的进食氛围。愿每一位宝宝都能好好吃饭！

宝宝排便

没有宝宝之前，妈妈们个个都是小仙女，如果那时有人在微信群里发一张尿不湿上沾满便便的图片，您很可能会露出鄙夷的眼神，或许还要说一句"真恶心"。

有了宝宝之后，仙女们也下凡了，体验了一把人间疾苦。每天对着自家宝宝的便便情不自禁地研究了起来，"这个大便正常吗？""这个大便颜色对不对？""这个大便好像有点酸臭味？""怎么还不拉大便？"。不仅要看颜色，要看量，还要闻气味，还要与他人在群里分享这个话题，还要自己不停纠结。哎，当个妈真不容易。本篇主要来讲一讲宝宝的大便问题。

1 宝宝大便知多少？

宝宝出生后排出的大便称为胎粪，胎粪为黏稠的黑绿色无气味物质，来源于累积的残屑，包括皮肤和肠道的脱落细胞、胃肠道黏液、毳毛、来源于胎脂的脂肪物质、羊水和肠道分泌物。胎粪因胆色素而呈黑绿色。90%以上的正常新生儿在出生后24小时内排出胎粪，一般约3日内排空胎粪。如果出生后48小时后首

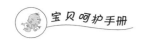

次排出胎粪或者不排，则为胎粪排出延迟，可能与巨结肠、肠闭锁等疾病有关。

出生后，随着喂养的增加，宝宝的大便通常在出生4日后每日排便3次或更多。

那么到底宝宝每天几次大便才正常呢？

6个月以内，宝宝以奶液为生，母乳或者配方奶喂养。母乳喂养宝宝大便次数较多，每日多达7～8次甚至更多，一般不超过10次。配方奶喂养的宝宝可能大便次数相对少些，大约每日1～3次。所以大便次数因人而异，爸爸妈妈们不必过于纠结次数。观察宝宝是否腹泻需要结合孩子既往大便情况，观察近期大便次数是否比平时增多，且性状有无改变，是否呈稀便、水样便、黏液便或脓血便。如果有以上症状，考虑孩子存在腹泻，建议医院化验大便常规检查，确诊腹泻原因，积极对症治疗。

那么宝宝几天未解大便正常吗？

对于便秘的诊断要看是否有排便次数减少以及排便困难。如果宝宝几天后解出的大便并不干硬，没有排便困难，也没有腹胀等不适，那么属于正常大便。对于我们成人而言也不是人人每日解大便，所以不要纠结。平时可以碰到许多母乳喂养宝宝3～5日解1次大便，甚至可以长达1周。这里需要注意，需要观察孩子的大便有无干硬，有无排便困难。如果存在以上症状，则可能为便秘。

随着6个月后辅食的引入，宝宝们的大便次数相对较为固定，一般每日不超过3次。因为食物的多样化使得肠道纤维素含量和水分增多，而6个月后宝宝的运动较前增多，肠蠕动相对也较前规律，自然排便也就规律。

　　大便的颜色也是妈妈们纠结的问题。

　　对于婴儿而言，黄色、绿色、黄绿色均为正常大便颜色。而白色、陶土样色、红色、黑色均为需要警惕的大便颜色。黄色大便是每位妈妈均认可的正常大便。

　　那么为什么说绿色大便也是正常大便呢？因为伴随大便排出的还包括胆道系统排泄出的胆色素，经过肠道时与肠道细菌发生化学作用而变成黄色，而婴儿肠道菌群不健全，不能完全变为黄色，则出现黄绿色、绿色大便。肠道蠕动过快时，也造成这一作用来不及，而大便呈绿色。

　　在母乳喂养时，还会遇到绿色泡沫样便。如果母亲的乳汁量很大，并且在一侧乳房还有很多后乳未被完全吸出时就将婴儿换至另一侧乳房吸吮，则有时婴儿的大便可呈绿色泡沫样。这是因为后乳的脂肪含量高，通常可充分减缓肠蠕动，使得大部分乳汁中的乳糖在小肠被消化。如果后乳摄入不足，肠道运动就会加快，高浓度的乳糖进入大肠，经过大肠菌群的作用产生过多气体并出现泡沫样便。所以建议妈妈在哺乳时让婴儿先将一侧乳房吸吮完再换到另一侧，即便婴儿不再吸吮另一侧。

　　有些配方奶喂养宝宝，甚至会出现深绿色大便，而妈妈可能会认为是发黑的大便，这又是怎么回事呢？因为有些配方奶会添加铁含量，或者宝宝因为贫血正在补充铁剂，而铁剂补充后大便会发黑。各位妈妈请注意，6个月后添加含铁米粉时，同样会出现大便变深现象，这是正常的。

　　白色、陶土样色大便被认为与胆道闭锁有关。红色大便或者大便带血丝、鲜血，可能存在下消化道出血、肠道感染、肠道过敏、肛裂等。黑色大便（柏油样大便）可能存在上消化道出血。

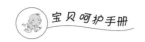

爸爸妈妈们，希望大家了解了这些关于大便的基本科普知识，可以走上一条淡定而科学的育儿之路。

2 宝宝便秘怎么办?

经常会有爸爸妈妈关注宝宝便便这个问题。拉的多也会忧愁，拉的少也会焦虑。拉的薄一些怕拉肚子，拉的厚一些怕便秘。当了爸妈以后，会很焦虑便便的次数和性状，潜心研究宝宝的便便。

那么到底宝宝的便秘是指多久不便便呢? 由于生长发育带来的变化，大便的频率和类型必须与儿童年龄、饮食和成熟阶段预期的正常模式相比较才有意义。在足月新生儿中，首次排便通常发生在出生后36小时内，但早产儿排便可能延迟；90%以上的正常新生儿在出生后24小时内便会排出胎粪。婴儿在出生后第1周，平均每日排便4次，但这会受到母乳喂养还是配方奶喂养而有所不同。母乳喂养的婴儿在出生后最初几日排便次数可少至每日1次，随后排便频率通常随母乳产量增加而增加。在出生后最初3个月内，排便频率受喂养方式和奶的类型而影响，母乳喂养的婴儿平均每日排便3次。一些母乳喂养的新生儿可能每次吃奶后都会排便，也可能最长达7日都不排便。配方奶喂养的婴儿平均每日排便2次，但根据配方奶的类型而变化。与普通牛奶粉配方奶相比，水解蛋白配方奶的婴儿大便更松散，排便更频繁。到2岁时，平均排便次数可能降为每日 1 ～ 2次。4岁以后，平均排便次数略高于每日1次。

不难看出，只要有自己的排便规律，排便不困难，那么即使出现2天排便1次的行为，也谈不上便秘。所以，如果非要追求1天排便1次，那么可能Dr马也帮不上忙。另外，3个月内纯母乳喂养的婴儿，可能会长达7天排便1次，但大便正常且排便不痛苦，也不能称为便秘。也有家长会在意孩子在排便时哼唧或用力，如果孩子有这种现象，但是很快能排出大便，也并不是便秘。如果孩子小于6月龄，排便前全身用力，即使满脸通红，但是10分钟内能够排出软便，那么也不能算便秘。

便秘通常表现为排便困难或排便频率减少。所以爸爸妈妈们，有时候你们会不会误解了宝宝存在便秘呢？在健康儿童中，95%以上的便秘为功能性便秘，这种便秘在学龄前儿童中特别常见。诊断还需要排除便秘的器质性原因。器质性病因所致儿童便秘占比不到5%，但在婴儿中更常见。

家长想要宝宝维持通畅的大便，可能需要从以下几个方面来做好。

第一，是合适的纤维素量。治疗儿童便秘时，建议摄入包含全谷物、水果和蔬菜的均衡膳食。不难发现，在挑食的宝宝身上，更容易出现便秘。对于急性便秘或轻度慢性便秘儿童，合理膳食纤维摄入目标的计算方法为每日患儿年龄加5～10 g，比如6岁儿童的目标为每日11～16 g。膳食纤维可以促进肠道蠕动，增加粪便的体积和排便的次数等。膳食纤维主要在一些全谷物、豆类、新鲜蔬果及坚果等中含量丰富。常见的膳食纤维含量高的食物包括：麸皮、黑麦、带皮荞麦、小麦、梨、火龙果、人参果、无花果、西梅、牛油果、西红柿、豆类、红薯、玉米、豌豆、西兰花、菠菜、花菜、胡萝卜、黑芝麻、榛子、松子仁、腰

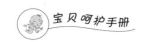

果等。而西梅和梨等水果富含山梨醇，可以增加大便的水分，让大便更稀一些。所以西梅对于孩子便秘的效果可能会更好些。但也不建议过多的纤维素摄入，过多的摄入可能使大便粪块体积更大，便意消失，造成便秘加重。

第二，现在很多宝宝解大便费力，也与食物过于精细有关。食物精细后，导致对结肠刺激减弱，长期来讲会造成功能性便秘。因此，孩子的喂养还是需要粗一点，避免过于精细。过于精细的喂养，只会造成咀嚼能力的缺乏，吃一点大块的食物，就呕吐、咽不下去。那么长期下去，咀嚼肌肉力量也会变弱，牙齿也属于废用性功能减退，大便也成了问题。

第三，合理的液体摄入。目前没有证据表明，大量液体摄入可以帮助缓解便秘。因为大量的液体摄入正常人体会通过肾脏排泄，并不一定可以增加肠道的水分。除了维持所需，没有必要增加液体摄入量。体重 5 kg 的婴儿每日液体需要量 500 ml，体重 10 kg 的儿童每日液体需要量 960 ml，体重 15 kg 的儿童每日液体需要量 1 260 ml，体重 20 kg 的儿童每日液体需要量 1 500 ml。这是最低液体要求，必须满足。这里指的是所有液体量，并不单纯代表喝水量。一般正常孩子都能满足。

第四，每天适当的运动可以促进肠蠕动。我们可以想一想为什么卧床的患者很容易出现便秘？因为不能下床活动，自然肠蠕动也会减慢，大便就会很难完成。所以无论多大的孩子都需要合理的运动。各年龄段的孩子都有适合他的运动方式，如果总是抱着不运动，那么必然便秘的可能性会增大。

第五，一些婴幼儿从母乳或配方奶过渡到牛奶也会诱发便秘，可能是不能耐受牛奶蛋白。如果回避所有牛奶和奶制品

1～2周，可以保持大便通畅，那么认为可能是牛奶的因素。而有一些1岁以上的幼儿，可能因为进食牛奶过多引起了便秘。过量摄入全脂牛奶（每日＞960 ml）会降低肠动力并使儿童饱足，从而减少其他可促进大便软化的饮食摄入量，例如水、水果和蔬菜。一般建议1岁以上儿童每日牛奶摄入量不超过700 ml。

第六，粗硬的大便可引起肛裂，导致排便疼痛以及大便潴留或忍便不排行为，这又可导致持续性或慢性便秘症状。更换尿布时猛力擦拭肛门偶尔也会引起肛裂。所以如果宝宝大便时哭闹或者大便带血，需要详细检查肛门口有无裂口。如果出现肛裂，可以外用抗生素软膏帮助伤口愈合，防止感染。这期间更应该保持大便通畅，减少因为排便疼痛导致的反复忍便。

第七，如果在开始如厕训练期间反复出现便秘，那么由于幼儿可能对排便需求没有反应，或儿童使用成人型马桶时可能没有脚部支持，以致无法充分依靠杠杆作用成功排便，所以如厕训练可能会诱发便秘。排便疼痛的幼儿可能会开始忍便不排，这会使问题加重并导致忍便不排的恶性循环，即忍便不排导致粪便更大更硬，排便时会更疼痛。那么建议暂停训练，等待几个月再开始尝试。

第八，如果孩子上学后出现了便秘的情况，那么可能是孩子不愿使用学校的厕所而忍便不排，或作息时间的改变干扰了如厕，就可能

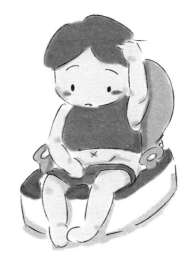

宝宝排便

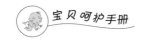

会触发便秘。那么尽量规律孩子的排便习惯，尽量可以选择睡醒和早餐后结肠动作电位增强的时间段，来训练孩子规律性排便。因为这时便意可能最强烈，固定时间点训练可能更有利于孩子排便。

如果通过以上的几种方法，还是无法解决孩子的便秘问题。那么在孩子腹胀不适，有便意但无法排便时，可以适当使用比如开塞露这种肛门栓剂，偶尔润滑直肠可以帮助孩子解决问题。但不能频繁使用，因为可能会让孩子逐渐耐受。而且长期刺激肛门或直肠粘膜，也没有益处。根据医生的医嘱来使用比如乳果糖这类轻泻剂来维持正常大便，对于孩子来说更安全。而益生菌目前无证据表明可以帮助孩子顺利排便。

如果宝宝确实达到便秘的诊断标准，建议医院就诊寻求专业医生的帮助。如果宝宝排便不畅，但尚未达到便秘的诊断标准，那么不妨尝试以上的各种方式。

宝宝睡眠

对于宝宝的睡眠，其实爸爸妈妈们可能更想了解的是如何让宝宝变成天使宝宝，安静睡整觉。但是很不幸，由于宝宝的睡眠周期比我们成人要短得多，所以宝宝小年龄时的夜醒、喝奶这些都是再正常不过的事情了。每一位宝宝都是独一无二的个体，没有一个可以照本宣读的标准化流程来培训宝宝养成优质睡眠习惯的流程，更需要家长日夜的付出和磨合。本篇主要供家长们参考睡眠时一些小细节，希望能更科学地养育宝宝。

1 宝宝的正确睡姿

当你还没有宝宝时，一定不会料到自己会被宝宝睡姿这种问题所困扰。当有很多朋友、家长来向Dr马咨询宝宝睡姿这个问题时，Dr马认为该到科普时间了。

如果你也被以下问题困扰，那么就得好好看看科普了。"马医生，我们家宝宝一直要趴着睡，可以吗？""马医生，为什么我们家宝宝一直投降式睡觉？""马医生，我们家宝宝不肯侧睡，怎么办？"……

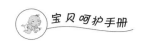

　　如果问大家，你们是什么睡姿睡觉的？也许大部分人都回答是自己觉得怎么舒服就怎么睡了。是啊，回归到本质，宝宝也是在不断寻找自己最舒服的睡姿。为什么婴儿经常为投降式睡姿，似乎没有找到科学的解释。投降式睡姿可能与宝宝在妈妈肚子里的习惯姿势有很大关系，整个孕期，宝宝都蜷缩在妈妈的肚子里，出生后好不容易解放了，要舒展一下，这个姿势是最好的舒展动作。

　　美国儿科学会建议1岁以内的婴儿，始终置于仰卧睡姿，并且1岁内不建议使用枕头。这种建议是基于降低婴儿猝死综合征的风险。婴儿猝死综合征是指1岁以下的婴儿不明原因突然死亡，以前又称婴儿床或摇篮死亡，在美国这是1月龄至1岁婴儿死亡的首要原因，发生的高峰为2～4月龄，90%的病例发生于6月龄前。而每次睡觉时仰卧睡姿能够显著降低这种风险，并且宝宝的床上周边也不要有柔软的用品（枕头、毯子、衣服、毛绒

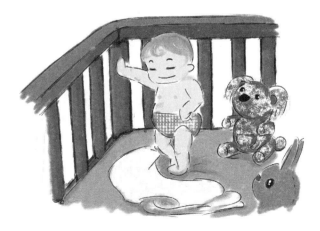

婴儿床不建议里面放置物品

玩具等）。如果婴儿正在学习睡觉时翻身至俯卧位，父母开始时应将其翻转至仰卧位。一旦婴儿可在仰卧位和俯卧位间翻转，可允许其保持自己选择的睡姿。所以，科学的建议是1岁以内，在学会翻身之前，建议始终保持仰卧睡姿，而在学会翻身之后，至少入睡时是仰卧位，如果后面宝宝自己翻转了，没有必要重新调整睡姿。而1岁内宝宝不建议使用枕头、定型枕，是因为它们既不安全也不实用，也可减少婴儿猝死综合征的风险。

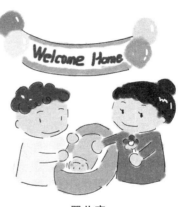

所以，爸爸妈妈们要做的就是控制婴儿的睡眠环境，尽量减少风险因素，避免发生婴儿猝死。在孩子自主选择睡姿前，我们给予他最安全的仰卧睡姿。当孩子长大后，给予他自己选择舒适睡姿的权利。

婴儿床

2 宝宝需要枕头吗？

Dr马经常会被妈妈们询问宝宝什么时候可以用枕头？那么到底宝宝需要枕头吗？

我们不妨先了解一下成年人为什么需要枕头？目前市面上的枕头广告络绎不绝，广告里面提到最多的是：贴合颈部，保护颈椎。所以我们先了解一下成人的颈椎解剖结构，正常成人的颈椎呈现向前凸的曲线，那么平躺下会出现和床面之间的间隙，合

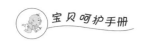

适的枕头可以填补这个间隙，保护正常的生理弯曲，起到保护颈椎，使夜间颈背部肌肉放松的作用，使人舒适。

那我们再来了解一下宝宝的颈椎解剖结构，新生儿的颈椎相对是直的甚至向后弯的，并不像成人有向前凸的颈曲。所以宝宝不需要枕头，用枕头反而不符合宝宝颈椎弯曲度，甚至垫一块毛巾，垫个毯子，也会加重宝宝的颈椎后弯的程度，并不能让宝宝舒服。

那么多大的孩子可以用枕头呢？一般宝宝在3～4个月，抬头稳定度就越来越好了，这时颈部的生理弯曲前凸就逐渐出现了。但是颈椎曲度尚没有成人那么明显，所以此时一般也可以不需要枕头。这主要是因为孩子比较小的时候，翻身还不是很灵活，用枕头或者垫的毯子、毛巾此类物品都是不安全的，都有堵住宝宝口鼻，导致窒息的风险。目前各国对于使用枕头的推荐时间不尽相同。美国儿科学会推荐婴儿在1岁后使用枕头，1岁之前为了安全起见不建议使用枕头，也不要在婴儿床上放置枕头。因为研究显示1岁之内孩子使用枕头会增加婴儿猝死综合征的风险。

国内对于枕头的使用没有严格的一个指南，但至少认为要在颈曲建立后才使用枕头，而且要选择合适的高度和材质，以减少窒息风险。Dr马在此认为1岁内不用枕头是完全可以的，并不会因为不用

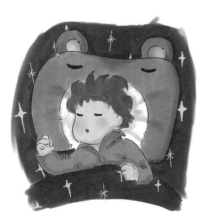

宝宝的枕头

枕头而使得孩子出现问题，反而可能会因为用枕头而出现问题。2岁的孩子会有一定的颈曲，此时可以考虑给宝宝配置一个枕头，推荐选择厚度较薄且质地偏硬的枕头，通常厚度5～8 cm。然而，小年龄的孩子睡觉时常常满床翻滚，你可能很难让他能够在枕头上安睡一晚，所以也不用特别纠结。好学的爸爸妈妈们，关于枕头的问题我们不需要过于纠结，但至少我们要明白这其中的道理，做一个科学育儿的知识型父母！

3 宝宝偏头要怎么纠正？

Dr马经常被家长提问"偏头""头型""大小脸"这些关键词，可见爸爸妈妈们为了宝宝的头型简直操碎了心。那么到底宝宝偏头需要纠正吗？要怎么纠正？

那么我们先回到最基础的问题，宝宝怎么睡？需不需要睡枕头？我们在前面的章节中已经详细讲解。毕竟，孩子的安全，比你喜欢的头型更重要。有一些家庭中的老人坚持孩子要睡成扁头才好看。而一些家庭中的年轻爸妈对于扁头非常担忧，觉得头型不好看。但实际上，我们在日常生活中很少会发现成年人的头型是偏头的，或是非常不对称的。所以，爸爸妈妈们不必杞人忧天。

新生儿的头颅由被骨缝分开的骨板组成。这种结构使头颅在出生时能短暂变形，顺利通过产道出生。并且，能够适应将来脑袋生长。囟门和颅缝按特定的方式闭合。所有的囟门和颅缝闭合的时间不一，但都会在成年期颅面生长结束后闭合。当然，一些

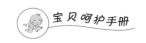

先天性畸形、肿瘤、斜颈、颅缝早闭等疾病会造成面部不对称或者说颅面畸形。但对于没有疾病因素的正常人来说，几乎很少见到成年后有很严重的偏头、头型不对称的问题。

宝宝的颅骨由于有很多缝隙，比较软，形状会随着受压的影响而改变。简单来讲，长期一侧受到压力后会导致颅骨变扁。而且当宝宝一侧变扁后，他会更喜欢睡在这一侧。但是孩子在婴儿时期才会愿意长时间躺着、睡着，一旦等他长大了，逐渐睡眠时间也减少了，玩耍时间也增加了，那么躺着的时间一定会减少的。而此时，宝宝的颅缝尚未闭合，还有很多时间来改善这个偏头的问题，自然头型会有所变化。当然，非常介意头型的家长可以使用调换孩子睡觉时的头部位置、多趴着玩耍等措施来改变头型。但一般需要数月后才有明显的效果，短期内可能视觉效果不明显。而通过定型枕和特殊的头盔等方式来改变孩子的头型则不建议，首先孩子会感觉到不舒服，其次我们之前也讲过，对于小月龄孩子来讲枕头是不安全的。

很多纠结头型问题的妈妈们，其实你们的孩子还很小。当孩子逐渐学会了转头，逐渐学会了翻身，逐渐不愿意平躺，逐渐喜欢爬来爬去，那时的你会非常怀念宝宝吃了就睡，睡下就躺着不动的美好时光。所以，爸爸妈妈们大可不必纠结，孩子有很长一段时间可以来纠正小婴儿时偏向一侧的头型，你要相信宝宝的头会长对称的。

宝宝五官

　　暖暖糯糯的宝宝，是全家人的掌上明珠。关于宝宝的眼睛、耳朵也一定有爸爸妈妈们想知道的事儿。那么本篇就来讲一讲五官小科普，希望爸爸妈妈们更好地呵护宝贝。

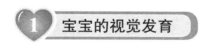

1　宝宝的视觉发育

　　当新手爸爸妈妈怀抱着宝宝，注视着这个生命中最重要的人，可能经常会想宝宝有没有看见自己呢？宝宝什么时候才能看得到爸爸妈妈呢？这就是Dr马要科普的视觉发育。

　　视觉系统（视网膜、视神经和视皮层）在出生时还未成熟，在出生后前几周开始逐渐发育成熟。视神经髓鞘形成、视皮层发育和外侧膝状体的生长发生在出生后2年内。中心凹（视网膜上视觉最敏感的区域）大约在4岁时达到成熟。视觉行为和视觉表现随视觉系统的成熟而不断发展。宝宝在出生后很快即可出现注视。新生儿期在安静清醒状态下宝宝可以短暂注视15～20 cm内的事物。1月龄的婴儿可与人进行眼神交流，并开始注视离脸很近的物体。2月龄的婴儿在注视时会开始出现面部表情，开始

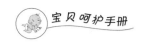

有头眼协调。3月龄的婴儿把手举得离脸很近时，会开始观察自己的手。3～4月龄的婴儿会开始观察发生在他们身边的活动，头眼协调较好。6月龄的婴儿会观察他们周围的环境，并能在一定距离处认出最喜爱的人、玩具或食物。逐渐目光可随上下移动的物体垂直方向转动。

视觉刺激对于正常视力的发育至关重要，因此早期进行视感知训练对于宝宝的视觉系统成熟是有好处的。人类在遗传上可能就偏好注视人脸，人脸是3～4月龄以下婴儿的理想视标。所以这个时候爸爸妈妈们应该多陪伴宝宝，多让宝宝熟悉爸爸妈妈的脸。彩色玩具是3～4月龄以上婴儿的良好视标。针对这些儿童有必要准备多个视标，因为他们很快就会丧失兴趣。应避免使用白光（如笔式光源），因为它缺乏空间定位效果。可以选择颜色丰富、形状大小不一的玩具来吸引宝宝的注意。美国儿科学会建议2岁以下婴幼儿不接触电子产品，所以我们建议爸爸妈妈们在陪伴2岁以下孩子时不要看电视、电脑、手机、平板等电子产品。

2～3岁以下的儿童，一般只需要家长评估孩子的视觉行为是否正常，双眼视觉行为是否相似。而3岁以上儿童有条件的话可以建议视力检查，如视力筛查仪器或者常规视力表检查。希望这些宝宝的视觉发育小知识，有助于帮助爸爸妈妈更了解自己的宝宝。

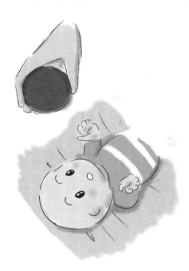

宝宝看玩具

② 关于视力那些应该知道的事

　　眼睛是"心灵的窗户"，是我们感知世界的重要器官。这扇"窗户"的清晰程度，一般以"视力"作为衡量标准。我们经常说的"1.0、5.0、远视、近视、散光……"分别代表什么？孩子的视

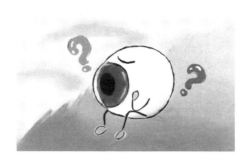

如何检查视力？

力究竟是如何发展的？怎样的视力才算好？如何才能维持好的视力？

　　（1）如何检查视力。

　　我们最常用到的检查视力的工具是国际标准视力表，也被形象地称为"E"字表。受试者所能看清的最小一行的图标所对应的参数，即为视力的敏锐程度。参数从0.1到2.0由低到高依次排列，其所代表的视力也逐级提高。1.0与5.0是同一级视力的不同表示，其他相关对应可参照下图。

　　对于辨别能力尚不成熟尤其是小于3岁的孩子，"E"字表的指认过于复杂，往往无法完成，以下便是专门为儿童设计的图形视力表。

　　很多家长认为无论什么年龄2.0的视力才"正常"，一旦"视力不佳"，就怀疑孩子近视，直接询问医生："0.5的视力等于多少度近视？"

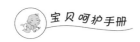
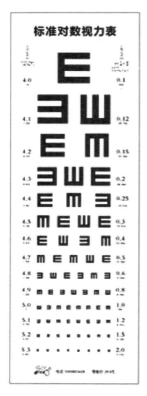

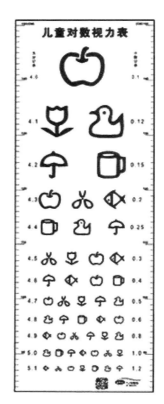

标准对数视力表　　　　　　　　儿童对数视力表

　　其实影响视力高低的不止近视这一个因素，高度数的远视以及散光往往才是引起低年龄孩子视力不良的主要原因。而所谓的近视、远视以及散光的度数与视力也是完全不同的两个概念，在数值上他们并不能直接换算，只能互为参考。

　　（2）什么样的视力才"正常"。

　　就像孙悟空不是天生的千里眼一样，孩子也并不是生来就有1.0的视力的。

怎么视力只有0.6？你爸爸我视力多好！你肯定是电视看多了？

我才4岁，你不也是老君爷爷特训后才提高的吗？

不同年龄正常视力也不同

不同年龄婴幼儿的估计视力

年　龄	视　力
出生时	光感
2月	0.01
4月	0.05
8月	0.1
1岁	0.2
3岁	0.5
4岁	0.6
5岁	0.8
6岁	1.0

（3）什么是弱视？

关于无器质性眼病，在最佳矫正视力无法达到该年龄段视力

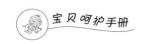

的最低标准时，一般诊断为弱视。或双眼视力相差2行以上，视力较低眼则为弱视。

年龄3～5岁儿童视力的正常值下限为0.5，年龄在6岁及以上儿童视力的正常值下限为0.7，7～18岁双眼视力处于稳定期，最佳矫正视力一般维持在0.9以上。

世界卫生组织（WHO）规定：双眼中好眼的最佳矫正视力<0.3但≥0.05时为低视力，＜0.05时为盲。

（4）什么叫最佳矫正视力。

简单来说，就是一个人在"戴眼镜"的基础上能看到的最好的视力。这幅"眼镜"的度数是通过屈光检查来确定的。

所谓的"屈光"，主要包括了远视、正视、近视和散光，指的是人眼在调节放松的情况下，外界的平行光线经眼的屈光系统折射后汇聚的焦点与视网膜的相对应关系。

随着宝宝的生长发育，眼睛逐渐从出生时的远视眼转变为正视眼，若眼球过度发育，就会变成近视眼。由于电子产品的普及化以及课外教育的增加，学龄期间孩子正越来越多的倾向于近视化，甚至学龄前也出现了近视化的趋势。

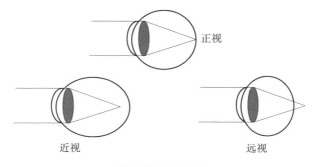

屈光状态示意图

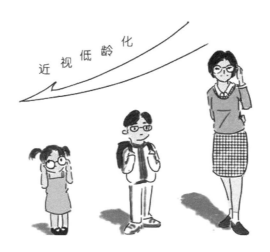

　　而散光存在于大部分人群中，随年龄增长，数值基本稳定，一般100°以内的散光对于视力发育不会有明显的影响，家长们不需要谈"散光"色变。

　　本文我们初步了解了如何检查视力，视力发育的基本过程，以及屈光相关的几个概念。

 近视防控，这些做法都挺好

　　真性近视一旦发生，就不可逆转，像车开入了单行道，虽然方向无法改变，但是通过合理的方式"车速"是可控的。如何未近防近，已近防深呢？

　　（1）如何才是健康的用眼习惯？

　　① 环境。

　　避免在光线昏暗的环境中读写，光照强度应大于300 lux。

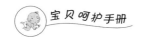

环境应稳定，在行走时、运动的交通工具中、灯光变换较频繁的环境中都更容易导致视疲劳。

②　姿势。

做好三个"一"。一寸：手离笔尖一寸；一拳：身离桌子一拳；一尺：眼离书本一尺。

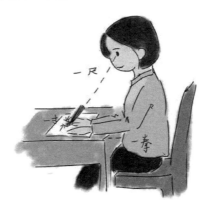

正确的读写姿势

头正肩平身直稍倾，两腿平排双脚放平，握笔规矩定要谨记，侧卧趴躺用眼摒弃。

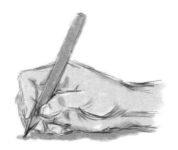

正确的握笔姿势

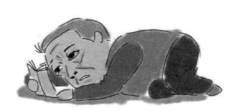

错误的阅读姿势

③ 时间。

一般用眼半小时到三刻钟可以远眺放松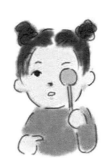
10分钟，若学业紧张，短时远眺和闭目修养，
也可起到一定的放松作用。每日使用电子产
品的时间尽量控制在半小时之内，减少手机
及平板电脑的使用时间。

（2）定期检查。

出生后1岁左右就可以进行屈光度的筛查，尤其是父母有高
度近视、有早产史的孩子。3岁后能准确认知视力表，配合各项
视力相关检查后可定期参加幼儿园、学校的体检，发现问题及时
到医院就诊，便于早期介入，控制近视的发生和发展。

（3）近视发生后如何控制近视进展？

药物主要是使用睫状肌放松类药物：0.01%阿托品，哌仑西
平眼用凝胶。近视高危人群也可酌情使用。切记需经医生检查确
认后方可使用，不可随意自行购买使用。还可使用角膜塑形镜，
就是我们经常提到的OK镜。其主要的作用原理是通过夜间睡眠
佩戴时，改变参与人眼屈光力形成的另一结构——角膜的形态来
改善晨间视力。适用于以下几类人群：

① 近视增长过快。

② 对于视力有较高的特殊要求，不希望佩戴眼镜又想获得
良好的视力。

③ 渴望美观，改善生活质量。

但是佩戴者一般需满8周岁，且无严重过敏性结膜炎病史，
并需要完善相关验光、适配检查以明确是否适合佩戴。佩戴后需
遵医嘱定期复查，出现任何佩戴不适应及时就诊！

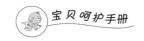

（4）户外暴露。

国内外多项临床研究表明，充足的户外暴露时间能较有效地预防及控制近视进展。这可以说是成本投入最小，最无副作用的方法了。

此外，良好的饮食习惯、维生素D的摄入与近视也有一定联系，尽量让孩子不要挑食哟！

4 婴幼儿鼻泪管阻塞

婴幼儿持续流泪？眼部有分泌物？可能是鼻泪管阻塞惹的祸。鼻泪管阻塞（泪管狭窄）是儿童流泪最常见的病因，在所有正常新生儿中占多达20%，并引起多达6%的1岁以内婴儿出现症状。

鼻泪管阻塞是最常见的婴幼儿持续流泪和眼部分泌物的病因。泪管阻塞是一种可导致眼流泪量显著增加的疾病。泪管是眼泪排出眼睛的通道，是从眼睑内侧通向鼻腔内的小导管。泪管阻塞时眼泪便无法正常排出，这可引发症状。大部分病例可自发消退。通常爸爸妈妈们会发现孩子有慢性或间歇性流泪和睫毛粘有碎屑（分泌物）的病史。尽管溢泪和长期揉眼所致刺激可能会引起下眼睑轻微发红，但结膜发红并不常见。触诊泪囊可能会引起泪液和/或黏液性分泌物经泪小点反流到眼睛上。就诊时，眼科医生通过这些日常的病史和体格检查就可以做出诊断。先天性鼻泪管阻塞的治疗通常采用非外科疗法，包括泪囊按摩（通常被称作"Crigler"按摩）和观察。若症状在6～10月龄时仍未消退，则行泪道探通术。

大多数婴幼儿不需要治疗，除非其泪管发生了感染，因为大多数阻塞的泪管到婴儿6个月大时会自行打开。用手指从外部按摩泪囊是鼻泪管阻塞的一线疗法。通常认为按摩缓解阻塞的机制是通过增加流体静压来强行冲开阻塞的远端膜。泪囊按摩方法为：朝泪囊适度施加向下的压力，按压2～3秒。家长可一日进行2～3次该操作，直到症状消退。家长操作时需勤剪指甲，并在泪囊按摩前洗手。

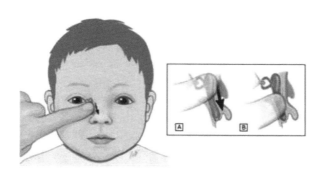

按摩泪囊（图片来源于UpToDate）

如果眼部脓性分泌物伴发红和（或）肿胀等其他感染征象提示急性泪囊炎，建议到眼科专科就诊，需抗生素滴眼等治疗。由于急性泪囊炎可并发眶隔前或眼眶蜂窝织炎、脓毒症或脑膜炎，应及时就诊，必要时应用全身性抗生素治疗。

5 宝宝的听感知发育

新手爸爸妈妈们面对一个新出生的宝宝，常常会不知道该如

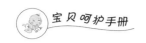
何与他交流。不知道声音多大合适，不知道他到底能不能听见，也不知道他认不认识自己的声音，这就是Dr马要科普的听感知发育。

宝宝出生时由于鼓室没有空气，听力较差。但随着空气的进入，出生3～7日听觉已经发育得相当良好。这时候，他已经能够听到爸爸妈妈对他亲密的呼唤了。3～4月龄时宝宝已经可以头转向声源，听到悦耳声时会微笑。如果爸爸妈妈从小呼唤他的名字，6个月左右宝宝就会对自己的名字有所反应。7～9月龄时能够确定声音的来源，区别语言的意义，也就是如果你在逗他，他知道对你笑；如果你在凶他，他会哭。爸爸妈妈可以用温柔舒缓的语调对宝宝说话、唱歌，宝宝会感到愉快舒适，并有安全感。有些新手爸妈可能会说，新生宝宝不是在吃就是在睡，感觉没机会跟他说话。其实，可以利用喂奶和换尿布的机会跟宝宝说说话，比如讲故事、唱歌、听音乐，会促进宝宝发声。

由于儿童期未被发现和未经治疗的听力问题可导致言语、语言及认知发育延迟。所以早期识别并有效治疗听力损失可改善语言、交流和认知能力。严重听力损失是最常见的出生缺陷。在我国，听力筛查已经纳入新生儿常规的出生缺陷筛查。一般在产院出院前都会进行听力筛查，爸爸妈妈会收到一张听力通过的筛查单。如果当

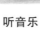

听音乐

时未过关的宝宝，也会在出院后进行复查。那么会不会出生时听力过关，而在成长的过程中发生听力损失呢？那也是有可能的。各种原因，包括外耳道的耵聍阻塞（耳屎多）、中耳炎、巨细胞病毒感染、使用耳毒性药物、高胆红素血症（黄疸）等都可能会造成听力损害。所以也就会在因某些疾病住院期间再次进行听力测试（OAE耳声发射法或者AABR脑干听觉诱发电位）。在宝宝的发育过程中规律进行儿童保健的话，就基本能够及时发现听力问题，得到及时的治疗。一般常规在8月龄、2岁儿保检查听力筛查。而幼儿园的入托入园体检以及幼儿园每年一次的常规检查中也会包括听力检查。

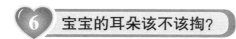

6 宝宝的耳朵该不该掏？

很多爸爸妈妈会有疑问，宝宝的耳道耵聍（俗称耳屎或耳垢）该不该去掏？本篇给各位爸爸妈妈们详细的介绍耳道护理小知识。

耵聍，通常称为耳垢，是一种耳道内的疏水、保护性覆盖物。它具有保护外耳道皮肤避免水渍、感染、创伤及异物损伤的作用。耵聍蓄积通常是无症状的，但偶尔可引起令人烦恼的症状，如听力下降及耳部不适。耵聍由位于耳道外1/3的皮脂腺和耵聍腺的分泌物组成。这些分泌物与脱落的皮肤、皮肤正常菌群的细菌及偶尔脱落的毛发混合形成耵聍，进入耳道的水渍也能与耵聍混合。耵聍过多或耵聍栓塞大约出现在1/10的儿童中。耵聍栓塞可能会导致出现听力下降、耳痛、耳闷胀感、瘙痒、反射性

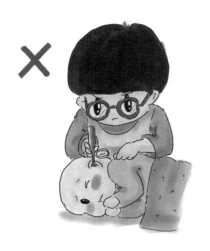

不建议挖耳朵

咳嗽、头晕、耳鸣。

其实对于无症状的耵聍蓄积的儿童，不推荐自行清除耵聍。很多孩子无需任何干预即可清除耵聍。正常情况下，耵聍也有自清洁的过程，不需要我们自行清理，衬于耳道的上皮移行方式为从内侧到外侧。这种皮肤移行连同颞下颌关节周围软组织的运动有助于清除耳道内过多的耵聍。日常生活中我们借助咀嚼、张口等运动，部分耵聍就会自行排出耳道外。不恰当的挖耳朵可能会导致外耳道损伤，引发外耳道炎，或者将耵聍推至更深部，加重堵塞感，甚至损伤鼓膜，导致更严重的鼓膜穿孔等并发症。

对于有症状的儿童，或者做儿保体检时发现耳朵里有大量耵聍栓塞的无症状儿童，该怎么办呢？目前比较推荐的是使用耵聍溶解剂，如低浓度的碳酸氢钠滴耳液。滴耳液帮助软化并排出耵聍，如果耵聍过多或大块较硬的话，软化耵聍后，仍需要在耳鼻喉科医生的帮助下通过耳道冲洗或者专业的耵聍钩的方式来清除耵聍。

耳部感染（中耳炎）是一种可导致耳部疼痛、发热和听力障碍的疾病。耳部感染在儿童中常见，常在儿童感冒后发生。液体可蓄积于鼓膜后的中耳部分。该液体可发生感染并压迫鼓膜，导致其外凸。可引起一些症状，如发热、拉扯耳朵、比平常更烦躁或更不活跃、没有食欲和食量减少、呕吐或腹泻、耳痛、听力损失等。有些儿童在疼痛和感染消退后耳中仍有部分液体存留数周至数月。这种液体可引起通常为轻度和暂时性的听力损失。如果听力损失长时间地持续，有时可导致语言和言语方面的障碍，尤其是对于有发生语言障碍或学习障碍风险的儿童。所以千万不能轻易忽略孩子的耳朵不适症状。出现可疑症状时，建议带宝宝至耳鼻喉科就诊，耳镜检查可以明确有无中耳炎。

而爸爸妈妈们如何预防宝宝的外耳道感染呢？ 以下方式可能会降低外耳道感染。

（1）不把物体伸入耳内，不清洁耳朵内部，因为耳朵内部通常不需要清洁。耳朵中有一些耳垢是正常现象。耳垢可保护耳道。但如果您担心宝宝的耳垢过多，建议至医院耳鼻喉科进行清理。

（2）如果宝宝经常游泳，游泳后吹干或晃动干耳部；游泳后使用可预防感染的滴耳剂；戴上耳塞以防水进入耳内。保持耳塞清洁，如果耳塞太脏或开始破裂，则更换新的耳塞。

所以，好学的爸爸妈妈们，通过这篇科普我们可以明白耳垢是正常现象，一般不需要清理，特别是耳朵深处（内部）不建议自行清理耳垢。如果宝宝有疑似耳部感染现象，建议及时去耳鼻喉科就诊哦！

宝宝口腔

随着爸爸妈妈们对于宝宝的口腔健康越来越重视，长牙的早晚、清洁舌苔、刷牙、用牙膏这些问题就变成了爸爸妈妈心里纠结的点。或许我们早一点了解这些健康知识，就能对宝宝有更好的指导和帮助。

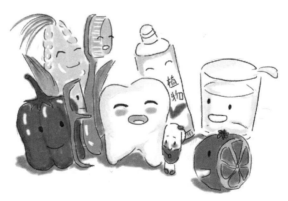

保护牙齿

 宝宝这是"马牙"还是"鹅口疮"？

初为人父人母，家长对孩子的关心总是无微不至的。相比于我们小时候，现在的宝宝们也是幸福快乐更多。网络资讯的发达，使得爸爸妈妈们掌握了不少育儿知识，关注到的宝宝健康问题也是全方位的。本节 Dr 马给大家普及一下口腔的小知识"马牙"和"鹅口疮"。在婴儿出生后 4～6 周，口腔上颚中线两侧和齿龈边缘出现的一些黄白色小点，很像是长出来的牙齿，称作为"马牙"，也叫作上皮珠，是由上皮细胞堆积而成，是正常的生理现象，不是疾病。"马牙"既不影响婴儿吃奶，也不影响乳牙的发育，一般会在出生后的数月内逐渐脱落，因此无需就诊。

通过上述的描述，可以把"马牙"的定义局限在口腔上颚中线两侧和齿龈边缘。事实上，医学专有名词口腔内的"包涵囊肿"似乎也是我们所说的"马牙"概念。新生儿和婴儿上皮包涵囊肿可能累及腭与牙龈嵴，认为这由融合异常或分泌黏液的小唾液腺残留所致。表现为单个或多个白色或半透明的圆形丘疹。根据位置，可命名为 Epstein 珠（常见于腭部）或 Bohn 结节（常见于牙龈嵴）。这样一归纳，则"马牙"可以出现在腭和牙龈的所有位置。因为它们可在数周至数月自行消退，所以不需要治疗。如果爸爸妈妈们看到"马牙"，不需要特别处理哦，更不可以用尖锐物品挑破它，容易造成感染。

"鹅口疮"常见于婴幼儿，表现为位于颊黏膜、腭、舌或口咽表面的白色斑块。"鹅口疮"就像奶渍一样，不同之处为通过少量喝水或者棉签擦拭，奶渍是可

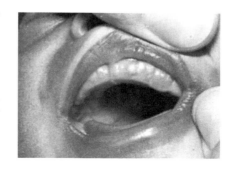

"马牙"（图片来源于UpToDate）

以轻轻擦拭掉的，而鹅口疮却无法擦拭掉，如果用力擦拭掉，会留下鲜红的创面。婴儿6个月前全部的口粮为奶，舌苔可以较厚，白白一片或者黄白色一片，但仅限于舌苔。而鹅口疮会广泛波及在舌头、嘴唇、上腭等口腔各个部位。患鹅口疮的婴儿可能无症状，也可能因为感染导致的不适而拒绝进食。事实上，大多数患儿并无症状。"鹅口疮"是一种真菌感染，白假丝酵母菌（白色念珠菌）过度生长引起的。本身正常人体皮肤黏膜处可以有这个白色念珠菌，但是量极其少，它与各种细菌、病毒和平相处，当其他细菌病毒完全被抑制住，该真菌就会过度生长。那么何种情况下婴幼儿容易患此疾病呢？

（1）免疫缺陷的婴幼儿。

（2）长期使用抗生素、吸入性糖皮质激素的婴幼儿。

（3）奶瓶、奶嘴、乳头消毒不洁或者过度使用消毒剂的家庭的婴幼儿。奶瓶、奶嘴、乳头消毒不洁，如果有白色念珠菌，引起孩子感染鹅口疮这个比较好理解。那么，为什么消毒剂使用过度的家庭反而容易得鹅口疮呢？因为市面上几乎所有的消毒剂都是针对细菌、病毒来杀灭的，并不能杀灭真菌。比如您给孩子用含有酒精的手口巾、湿巾擦手或者喂奶前擦乳头，宝宝再去吃这样的乳头或者吃自己的小手，长期下去口腔里的细菌、病毒都被杀灭了，这种生态平衡破坏了，真菌反而过度生长，因此得了鹅口疮。所以鹅口疮出现的家

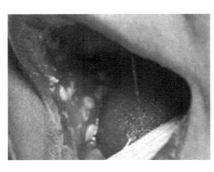

鹅口疮（图片来源于UpToDate）

庭可以是家庭卫生较差，也可以是家庭卫生观念极好的。我们建议对于重复使用的奶瓶奶嘴和安抚奶嘴应在每次用过后煮沸消毒即可，不需要使用消毒剂。

鹅口疮的治疗相对比较简单，一般使用制霉菌素混悬液涂抹口腔患处即可，一日3～4次，通常2周内可以全部消退，治疗需要持续至消退后2～3日。制霉菌素混悬液通常至儿童专科医院都可以配得到。

现在我们会分辨"马牙"和"鹅口疮"了吗？希望看过此文，能够避免不科学育儿。

② 舌系带过短会怎么样?

舌系带过短是一种先天畸形，表现为舌系带过短或者颏舌肌紧紧地附着而限制了舌的运动（限制性舌系带）。目前，尚无舌系带过短的标准定义，关于其临床意义和最佳治疗方案，现有观点差异也很大。因为没有一个明确的规定舌系带到底多短才算短，所以患病率的统计也不是很一致，但目前的病例中发现男孩发病率较高。

怎样才算舌系带过短？通常有以下这些特征：异常短的舌系带，止于舌尖或接近舌尖处；难以抬起舌头至上牙槽；不能将舌头伸过下中切牙1～2 mm以上；舌的左右运动障碍；舌前伸时呈心形或有切迹；对于太小以至于不能自主前伸舌头的婴儿，如果检查者的手指不能放在舌头下侧与下颌牙槽之间，则认为其舌系带异常受限。

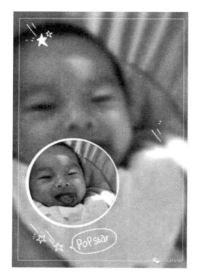

舌系带过短的 Dr 马家大宝

舌系带过短会有什么影响吗？第一，可能会导致母乳喂养困难（如嘴乳衔接不良、母亲乳头疼痛）。其实绝大部分舌系带过短婴儿可以毫不费力地接受母乳喂养。当然有一小部分舌系带过短的孩子会影响母乳喂养，在这些仅靠母乳喂养的婴儿中，嘴乳衔接不良引起进奶减少可导致生长迟滞。第二，可能会造成言语（发音）障碍。舌系带过短可能引起某些儿童中出现发音问题，但并不能阻止其发声或延迟开始讲话的时间。可能受到影响的语音包括齿擦音和舌音，也就是舌系带过短只会影响某些发音问题，而不是会影响说话晚。第三，可能会造成机械运动问题。比如口腔卫生，可能导致牙周病；局部不适感；下中切牙间出现缝隙；难以舔食圆锥形冰激凌、吹奏管乐等。有关舌系带过短，儿科医生、言语病理专家、哺乳专家及耳鼻喉科专家的看法差异很大，所以并没有非常统一的一个观点。

因此，如果孩子因为舌系带过短而影响了正常生活，可以考虑手术治疗。而手术的目的是为了提高舌的活动度，而不是改善舌的外形。即使进行了手术，舌尖可能仍然呈心形。手术一般分为系带切开术和系带成形术二种。如果影响母乳喂养，一般新生儿期就建议手术，简单的系带切开手术很少引起明显出血。用纱布片压迫伤口几分钟可以控制少许毛细血管渗血。婴儿可以在术后立即吃奶。目前对于手术的最佳时机尚有争议。在婴儿期切开过短的舌系带具有一定的吸引力，因为此时通常不需全身麻醉即可完成手术。一些学者认为至少等到4岁时再进行手术，因为患儿的舌头在使用过程中可能自发伸长，然而部分学者认为应该在发生哺乳、言语和其他问题之前进行手术。舌系带过短影响到口腔卫生，青少年也可在局部麻醉下在门诊进行舌系带切开术。所以手术时机还是根据当地医生的建议进行。

 宝宝什么时候该长牙了？

随着宝宝的逐渐长大，长牙是个必然的过程。对于长牙，爸爸妈妈们也会有很多担忧。有的怕孩子长牙太早，是不是有什么问题？有的孩子长牙较晚，又怕是不是缺钙等原因？其实很多问题都来源于对这一长牙知识的不了解和民间的不靠谱的传闻。本节为家长们科普一下长牙的问题。

牙齿发育大约从子宫内第6周开始，直到青春期晚期结束。这一过程涉及20颗乳牙的形成、萌出和脱落，以及28～32颗恒牙的形成和萌出。在这个漫长的发育过程中，牙齿受到遗传和环境因素的双重影响。牙齿发育时间、萌出位置、形态、结构和组成主要由遗传控制，受数百个基因调控。

其实在我们每个人出生时乳牙已经骨化，乳牙牙孢隐藏在颌骨中，被牙龈覆盖。而我们现在所说的长牙其实是牙齿的萌出，是牙齿从发育隐窝中逐渐显露于口腔内的过程。通常生后4～10个月乳牙开始萌出，而13个月后仍未萌出者称为乳牙萌

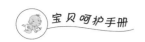

出延迟。因此长牙早晚具有极强的个体差异，有一定的遗传倾向。对于出牙的时间，家长只需耐心等待和接受。妈妈们在怀孕期间摄入富含钙的食物，均衡饮食都会给宝宝的牙齿发育带来一个健康的开始。当然也有很多病理性原因导致出牙延迟。当孩子生长发育都良好的情况下，仅凭牙齿出的晚就判断是否缺钙则是个无稽之谈。

牙齿萌出是有一定顺序的，通常呈双侧对称性，即左右同名牙齿同时萌出。下颌乳中切牙（下排正中的两颗牙齿）是最早萌出的乳牙，上颌乳中切牙（上排正中的两颗牙齿）随后萌出。然后顺次萌出乳侧切牙、第一乳磨牙、乳尖牙和第二乳磨牙。一般而言，乳牙列在30个月时完全萌出，大多数3岁前出齐，共20颗。

牙萌出过程中，婴儿出现烦躁、咬物和流涎过多、食欲不振是正常现象。有些孩子也会有发热现象，但出牙导致的发热一般不太可能高于38.5℃。为了缓解孩子出牙的这些不适，可以让孩子啃咬和咀嚼坚固的物体（如出牙咬环）或者磨牙棒等。

所以爸爸妈妈们，只要孩子生长发育正常，不必过于在意长牙早晚，在13月龄前乳牙萌出都算正常范围内，即使没长牙还是需要按时添加辅食，因为孩子可以通过牙龈来学会咀嚼这一功能。愿爸爸妈妈们都能淡定地走上科学育儿之路！

4 宝宝口腔健康之舌苔

关于口腔卫生的知识五花八门，有网上看到的，有月嫂讲的，也有儿保医生说的有关知识。特别是家里大人一多，各有各的理论，不知道听谁说的好。Dr马为此特地查阅了专业书籍，请教了口腔科医生，在此给大家科普一下。

很多爸爸妈妈会纠结于婴儿到底要不要清洁舌苔？其实，如果宝宝舌苔是白色薄薄的一层，通常是奶渍残留，不需要刻意清洁。如果宝宝舌苔是白色较厚一层，建议可以用温水的纱布或者专用的舌苔清洁工具轻轻擦拭，避免局部细菌或真菌感染。如果不仅仅舌苔有白白的，口腔其他黏膜也有白色斑点，要注意有无鹅口疮等疾病，建议及时就诊。所以总的来说，舌苔不必刻意清洁，但需要关注小宝宝的舌苔情况。

5 宝宝口腔健康之刷牙

很多家长会询问，宝宝到底多大需要进行刷牙？其实口腔医生的建议是当孩子有牙齿萌出时，就建议刷牙了。所以跟年龄关系不大，只跟牙齿的出现有关。通常生后4～10个月乳牙开始萌出，一般不超过13月龄。所以这就跟我们以前的观念不太一样了，其实在婴儿时期就已经需要刷牙了。给孩子刷牙要尽早开始，因为越小养成刷牙的习惯，孩子就会跟每天洗脸洗手一样容易接受。

现在市面上儿童的刷牙工具非常多。Dr马其实也买过各式各样的"装备"。比如纱布牙刷、指套牙刷、分段牙刷、"香蕉牙刷"、儿童牙刷……根据实战经验，以及请教了口腔科医生之后，我可以很负责任的给爸爸妈妈们来"扫扫雷"了。首先，纱布牙刷对于只长了几颗小乳牙的婴儿，我个人认为还是可以清洁干净

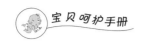

的。因为刷牙最重要的是刷靠近唇侧和牙齿的咬合面。并不是说内侧不需要刷牙，只是内侧有口水的自清洁作用，相对可以稍微偷个懒。但是大一些的孩子，特别是已经长了大磨牙的孩子，纱布牙刷对于牙齿的咬合面可能难度系数就很大了。指套牙刷，说实话很难真正实现刷牙，另外如果被宝宝咬上一口实在也太疼了吧！分段牙刷外形可能真的是为孩子设计的，手柄太细小，家长拿着实在是事倍功半。"香蕉牙刷"其实只是个牙咬胶，无法实现清洁牙齿的作用。我们刷牙的目的是为了清除牙面上黏附的菌斑和软垢，从而预防龋齿和防止牙龈发炎。所以还是建议选择大品牌的软毛儿童牙刷。可以在家长手背上刷一刷，有轻微的摩擦感但不会使人感到疼痛的是合适的牙刷。如果一些所谓的超软毛牙刷或者硅胶牙刷，手背上一刷毫无感觉，那么肯定也不能刷干净牙齿。

另外，刷牙是一个精细运动，需要很强的协调性来完成所有牙齿的清洁。建议6岁以前都要家长来刷牙或者是家长的协助下进行刷牙，否则自己刷牙是不能刷干净的。对于我们成年人，一次刷牙建议需要至少2分钟时间。那么儿童刷牙，是根据牙齿数目、配合程度、家长的操作水平等相关。一般1岁以内每次刷牙只需要1分钟左右。1～3岁可能至少需要5分钟，因为会存在孩子抢牙刷、不配合刷牙等情况。3岁以上，孩子会有刷牙好习

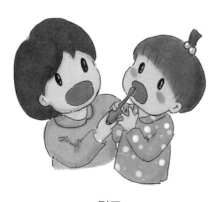

刷牙

惯后，一般就也只需要2分钟左右就可以完成。

各位爸爸妈妈，赶紧将给宝宝每天早晚两次的刷牙做起来吧！记得晚上刷完牙后除了喝水以外，什么都别吃了哦！当然1岁以内的孩子如果有夜奶，那刷完牙后还是可以喝的。1岁以上建议尽量戒除夜奶。而早上的刷牙，可以起床后刷牙，也可以在孩子喝完奶甚至吃完早餐后刷牙。希望每个孩子都有一口好牙齿。

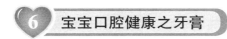

6 宝宝口腔健康之牙膏

宝宝多大开始用牙膏？牙膏怎么选择？本节就来科普一下牙膏的问题。

现在市面上的儿童牙膏五花八门，含氟牙膏，可吞咽牙膏，有的号称纯天然不含氟，有的号称可食用……那么到底如何选择呢？其实美国儿科协会和美国儿童齿科协会均推荐，当牙齿萌出时就应该使用含氟牙膏刷牙。所以我们无需畏惧氟。氟其实是自然界中广泛存在的一种元素。人体中含有一定的量，主要分布在骨骼和牙齿。美国常规饮用水中添加氟，用以改善龋齿的发生率。在美国，如果婴儿配方奶中的水不含氟，建议6月龄开始补充氟。纯母乳喂养的婴儿也应从6月龄起开始补充氟。补充的方式就是含氟的水。除了饮用水中可以添加氟以外，最常见的就是含氟牙膏了。另外我们为了保护牙齿，定期做的牙齿涂氟，也是氟化物的一种存在形式。牙齿萌出后，所有儿童都可以每3～6个月涂一次氟。

在国内，我国现行的饮用水标准规定，饮用水中的氟化物含

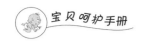

量不应超过1.0 mg/L。氟能在牙齿表面形成更稳定的氟化羟基磷灰石，还能抑制口腔中导致龋齿的细菌的繁殖，并且促进釉质的再矿化。所以各国几乎都是推荐含氟牙膏的使用来预防龋齿。所以一般建议牙齿萌出后就可以选择含氟牙膏进行刷牙，建议3岁以下儿童选择含氟量500 ～ 1 000 ppm（0.05% ～ 0.1%）的含氟牙膏，每次使用米粒大小的牙膏。大约就是一支60 g的儿童牙膏可以使用3个月以上。无需介意可不可以吞咽，不论孩子会不会漱口吐出牙膏，这个量的牙膏对于孩子来说都是安全的。如果尚不会吐出牙膏的孩子，可以选择刷牙第一遍后使用纱布或者棉柔巾及时擦掉一遍残留的牙膏，尽量减少牙膏的吞咽。3岁以上的儿童每次使用豌豆大小的含氟牙膏。

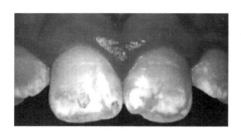

氟斑牙（图片来源于UpToDate）

那么氟化物超标到底会怎样呢？在牙发育的年龄段过量摄入氟化物（每日 > 0.05 mg/kg）可导致牙釉质矿化不全或氟中毒。釉质矿化不全使牙齿更易磨损和断裂。釉质表面出现白色斑点或带状改变提示轻度氟中毒，牙齿变褐色则意味着重度氟中毒。

所以各位爸爸妈妈只要我们使用推荐量的含氟牙膏，正确地给孩子刷牙，无需过分担忧氟超标的问题。但如果孩子出现了氟斑牙的问题，也需要及时到口腔科就诊，降低氟化物的使用量，包括分析是否当地水质含氟量较高，孩子平时喝水较多，牙膏剂量使用过多等。希望所有的宝宝都拥有健康好牙！

宝宝发育

宝宝和我们成人有很多不同的地方，这也是我们人类发育的过程。作为父母，你会了解到宝宝这些地方吗？本篇就来给新手爸妈们解密。

 宝宝的前囟你发现了吗？

前囟（xìn），你读对了吗？

新生儿软软糯糯，可爱得不得了。新手爸妈满心欢喜，却总是手忙脚乱。把宝宝放在自己手上那是僵硬得不得了，抱不了一会儿立马觉得肩背酸痛，浑身不适。那是因为你们太紧张啦，没有掌握正确的抱姿。如果不小心触碰到宝宝的前囟，立马急得不得了，不小心碰到宝宝的天灵盖了，怎么办怎么办，网上到处咨询，甚至立马冲到医院。那么前囟到底是什么呢？能不能碰触呢？什么时候才能闭合呢？

前囟位于额缝、矢状缝和冠状缝的连接处，呈菱形。前囟大小因出生时胎龄大小及胎内营养状况而不同，早产儿及营养差的一般比足月正常儿大，出生时对边中点连线约1.5～2 cm

大小，一般不超过2 cm×2 cm。在出生后数月，随着头围的增大而变大，6个月以后逐渐骨化而变小。正常健康小儿大部分在12～18个月闭合，最晚闭合时间一般不超过2岁。然而，实际上前囟闭合时间有很大的可变性，极少数可在5月龄闭合，2岁以后闭合的也是有一定比例，早产儿前囟闭合的时间往往会延后。无论闭合早晚都可能是正常的。

前囟早闭可以是正常情况，那么哪些前囟早闭是异常情况呢？前囟过早闭合应警惕发生小头畸形的可能性。以下原因可能会引起孩子前囟早闭：

（1）颅缝早闭。

（2）甲状腺功能亢进。

（3）低碱性磷酸酯酶症。

（4）甲状旁腺功能亢进。

前囟延迟闭合也可以是正常情况，但以下异常情况也可能造成前囟延迟闭合：

（1）先天性甲状腺功能减退症。

（2）原发性巨脑畸形。

（3）颅内压增高。

（4）唐氏综合征。

（5）佝偻病。

正常情况下前囟较软，且相对平坦。前囟常可查见或可触及搏动，尤其是在婴儿哭闹或激动时。囟门剧烈搏动或持续紧张可提示颅内压增高。前囟下陷或凹陷提示脱水或营养不良。那么前囟到底可以摸吗？当然可以，每次儿保体检时，医生都会触摸前囟，以此来评估前囟的大小以及是否平软。所以家长有什么不可以触摸的呢？只不过前囟的存在代表颅缝尚未闭合，颅骨尚未发育完全，所以触摸时不能暴力，不可施加过大的外力。

婴儿除了存在前囟，其实还存在后囟。只不过后囟和前囟相比较小，不太注意到。一般在出生后2月龄左右就闭合了，随后无法触及。另外婴儿出生时各颅缝均未闭合。这些松动的嵌合随着脑的发育增大而扩展、放松，让脑有充分的生长空间。而前囟的闭合也不代表头围不再增大，通常2岁后头围增长就很缓慢了，而颅缝直到孩子13～14岁脑的发育停止，这些骨缝之间的嵌合才融合而固定。

好学的爸爸妈妈们，以后再碰到宝宝的前囟不会再害怕了吧？

2 宝宝为什么是O型腿？

爸爸妈妈对宝宝的爱不仅仅要给予孩子吃喝拉撒睡的呵护，还需要观察宝宝的点点滴滴，不放过孩子一丝的变化。譬如宝宝为什么是O型腿？家里的老人说以前孩子需要绑腿帮助腿变直？当然这种毫无科学依据的土方法肯定是不对的。那么您是否注意到了孩子的腿型呢？

要回答宝宝为什么是O型腿这个问题，首先我们需要了解下肢的正常生理发育。在7岁之前，下肢力线会有一系列变化的过程：先是膝内翻（O型腿），接着变为中立位，然后是膝外翻（X型腿），最后回到中立位。成人下肢的最终力线略呈外翻。出生时，宝宝正常力线呈内翻。随着宝宝开始站立和行走，内翻程

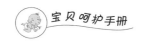

度通常加大。在较小年龄开始行走的儿童，内翻力线程度可能更大。当宝宝18 ~ 24月龄时，力线应呈中立位。而24月龄后，力线应该逐渐变为外翻，直到4岁时外翻程度达到最大。4岁后，外翻力线程度应该减轻，变为轻微外翻至中立位的成人生理力线。到了7岁时，儿童通常已达到其略微外翻的成年下肢力线。

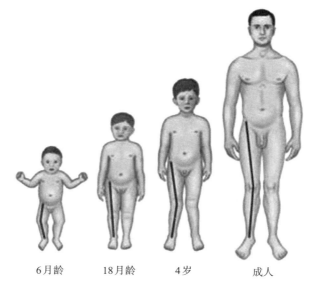

6月龄　　18月龄　　4岁　　成人

不同年龄的腿部变化（图片来源于UpToDate）

这下很多父母可能终于可以放下悬着的那颗玻璃心了吧！因为宝宝的O型腿极有可能是生理性的膝内翻。一般生理性O型腿有以下典型的特征：0 ~ 2岁；双侧且相对对称的变形；股骨（大腿）和胫骨（小腿）均弯曲；身材正常；行走时无膝外摆；膝外摆是指在起步时膝关节短暂的外突，这表明膝关节韧带功能不全，疾病风险较高。生理性O型腿的自然病程为自发消退。生理性O型腿儿童的处理应采取观察，父母无需过分紧张。如果超过2岁，孩子仍有明显的O型腿，或者出现非生理性O型腿的特征，可能需要寻求骨科医生的建议啦！

 宝宝为什么要做髋关节B超？

很多妈妈会发现，宝宝在常规儿保体检时，会被要求去做髋关节B超。那么髋关节B超到底是什么？到底要不要做？如果B超有问题到底是什么问题？很多妈妈对此一头雾水。有些妈妈则表示没有听到过这一名词；有些妈妈表示做了B超了，只知道正常，也不知道到底为什么做的？所以让我们来认识一下髋关节B超。

髋关节B超主要是筛查髋关节发育不良，这是婴幼儿中一系列与髋关节发育相关的疾病。这么专业的术语，爸爸妈妈们估计要看睡着了。其实以前有些孩子会被诊断为"先天性髋关节脱位"，在那个医疗资源匮乏的年代通常在孩子开始走路后才得到确诊。现在各家妇儿医院都掌握了髋关节B超的技术要点，早期筛查就能早发现、早诊断、早干预、早治疗，到了最后一步需要手术治疗的患儿已经非常少了，更鲜少有出现后遗症的。

在出生后的前几周里，新生儿常出现生理性髋关节松弛及髋臼不成熟。松弛在大多数情况下都会消失，髋臼也会开始正常发育。新生儿期的髋关节轻度不稳和/或轻度发育不良通常不经治疗即可缓解。据估计，每1 000名儿童中有3～5例发生可脱位髋关节及严重或持续性髋关节发育不良。所以发病率并不高，妈

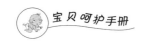

妈们不用太担心。相对而言女婴发病率是男婴的2～3倍。这里需要注意的是因为宝宝出生后髋臼开始不断发育，所以襁褓限制了髋关节的活动度并使髋关节处于内收及伸展位置，造成髋关节发育不良发病率有所提高。因此健康婴儿包裹法要为髋关节和膝关节屈曲及下肢自由活动提供足够的空间。

事实上，并不是每个婴儿都会被要求做髋关节B超。通常儿保医生会先给宝宝做体格检查，主要包括观察臀纹对不对称，髋关节的稳定性，髋关节外展、内收的幅度正不正常。通常发现宝宝有髋关节问题或者可疑有问题时，会建议B超检查。

小于3月龄的婴儿，评估髋关节的稳定性最为重要。大于3月龄的婴儿，外展受限、大腿长度明显差异（单侧病例）最为重要。双侧髋关节脱位最重要的检查结果是对称性外展受限（小于45°）。其他体征可能包括会阴变宽，以及大腿部分相对于儿童体长较短。到3月龄时，不稳定的髋关节通常已稳定（曾经可脱位的髋关节固定在复位位置；曾经可复位的髋关节固定在脱位位置），因此不稳定性检查基本没有必要。在单侧髋关节发育不良的可行走儿童中，通常骨盆不能在患侧单腿站立时维持水平位以及走路时存在蹒跚步态提示患侧髋关节外展肌无力。

腹股沟、大腿或臀部皮肤皱襞的位置或数量的不对称可能是诊断髋关节发育不良的线索，这也就是儿保医生经常说的臀纹不对称。但并不是所有臀纹不对称的孩子髋关节一定有问题，所以这个指标特异性不高。

B超检查是用于评估6个月内婴儿髋关节形态学和稳定性的主要影像学技术。为什么有些孩子在第一次髋关节B超后还需要复查呢？因为髋关节的稳定性是随着年龄的增大而相对稳定的。

所以髋关节B超报告需要结合年龄来判断有无问题。相对来说，1～2月龄髋关节B超后需要复查的概率比较大些。4月龄以上的孩子做了髋关节B超后很少需要再次复查。而超过6个月的宝宝则通常B超已经很难清楚诊断，需要X片来确诊。所以通常儿保医生建议做髋关节B超的孩子，家长一定要在6个月内完善检查，毕竟B超是超声波，没有辐射。

髋关节B超发现异常的宝宝，我们建议儿童骨科就诊，根据孩子不同的髋关节发育程度选择适合的治疗方法。通常轻度异常，可以通过蛙抱、分髋外展操等改善，1个月后复查。其他治疗包括Pavlik吊带、外展支具、手术治疗等方式。

现在各位妈妈们对髋关节B超有概念了吧？最重要的还是要重视儿保体检，如需做髋关节B超时听从儿保医生建议，早发现早治疗。祝宝宝们健康成长！

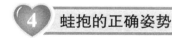

4 蛙抱的正确姿势

说起蛙抱，不得不先说一说髋关节发育不良。髋关节发育不良是一种可导致髋关节问题、最常发生于婴儿和儿童的疾病。髋关节是一种"球窝关节"——股骨的顶端呈球形，并嵌入髋骨窝（骨盆的一部分）内，故命名如此。

在髋关节发育不良中，关节"窝"部分并没有正常形成。因此，髋关节太过松弛。关节"球"部分可非常容易地滑出关节，如果它完全滑出关节，医生称之为"脱位"。髋关节发育不良在婴儿中一般不会引起症状。父母通常是在婴儿常规检查期间发现

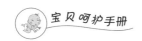

孩子患有此病。婴儿出生后会接受针对髋关节发育不良的检查。此外，医护人员会在每次常规就诊时检查是否存在此病，会通过以髋关节为中心活动孩子的腿部来检查是否存在此病。他们还会确认双腿外观一致且等长，臀纹是否对称，直到孩子开始行走。有时，医生会建议孩子做髋关节B超（6月龄内）或者X片（大于6月龄）。

在学步儿童和年龄更大的儿童中，髋关节发育不良可造成症状，它可让一条腿看上去较短或偏转向一侧，还可造成孩子跛行，即走路时步态不均匀。

那么医生说的回家多蛙抱，多做做分髋操又是什么意思呢？其实通常轻度异常或者可疑有问题的宝宝，可以通过蛙抱、分髋外展操等改善。所谓的蛙抱就是孩子面对你，把他二条腿分开在你的腰两侧，像青蛙一样的面对着你。很多妈妈可能要纠结于孩子小能不能竖着抱？其实这主要是考虑到孩子脊柱发育尚未完

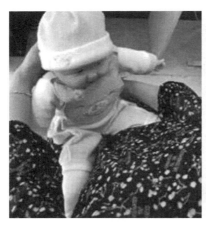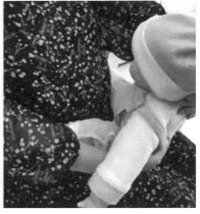

蛙抱

善，在孩子还不能自主抬头时，竖抱的时候颈部要托一把，因为颈椎发育尚未完善。在孩子还不能独坐时，竖抱的时候腰部要托一把，因为腰椎发育尚未完善。掌握了这个道理，妈妈们再也不用担心能不能竖抱了。当然在孩子脊柱尚未发育完善时，一定是不建议长时间竖抱的，短期有支撑力的竖抱掌握上述原则是可以的。

分髋操是通过训练髋关节的外展运动来改善髋关节问题。在宝宝洗完澡或者醒着开心的时候，做一下被动操，切勿在宝宝饿了或者哭闹时做分髋操，否则抵抗力很大，起不到良性的效果。

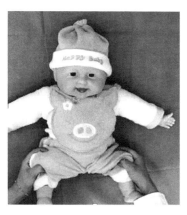

分髋操

另外需要注意的是襁褓限制了髋关节的活动度并使髋关节处于内收及伸展位置，造成髋关节发育不良发病率有所提高。因此健康婴儿包裹法要为髋关节和膝关节屈曲及下肢自由活动提供足够的空间。如果需要使用襁褓建议选择正确的襁褓物品，不要限制孩子的下肢活动。

⑤ 宝宝的体重、身高知多少？

孩子的体格生长，也就是身高、体重是最显而易见的成长。现在的生活水平实在是太好了，家里那么多个大人围着一个孩子

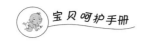

转。家里"装备"也非常多，有了一个孩子家里似乎变成了仓库。很多爸爸妈妈总是担心孩子吃不饱，长太小，一周称一次体重，甚至2～3天称一次体重。还有妈妈咨询Dr马为什么宝宝今天体重比昨天轻了？推测这位妈妈每天都在称体重啊！可怜天下父母心啊！

那么我们先来了解一下孩子的体重。以下所涉及生长规律仅代表足月儿，因早产儿的特殊性，不在这里详述，以免各位家长混淆概念。足月儿一般指的是胎龄37～42周出生的新生儿，一般体重2.5～4 kg。出生后由于摄入不足、胎粪排出和水分丢失（包括不显性失水，比如口水、呼吸时的水分、身体蒸发时的水分等），可出现暂时性的体重下降，也称为生理性体重下降，大约为出生体重的3%～9%，有的甚至多达10%。一般体重最低点在出生后3～4天，以后逐渐回升，7～10天恢复到出生时体重，也有的孩子在10～14天才恢复，那也算正常。想起曾经看过一部纪录片《生门》，讲述生孩子的纪实电视节目。里面的爸爸因为孩子出生后几天称体重轻了，一口咬定医院抱错孩子给他了。现在我们明白了，体重暂时性下降是正常的！出生后3个月龄的婴儿体重约为出生时的2倍，12个月龄的婴儿体重为出生时的3倍，2岁时体重约为出生时的4倍，2岁至青春前期体重增长减慢，年增长值约2 kg。由此可见，前3个月孩子体重增速较快，大约每个月可增长0.8～1.2 kg，而3～6个月期间体重增速就没那么明显了，大约每个月可增长0.4～0.6 kg，6～12个月期间体重大约每个月增长0.25～0.3 kg。当然这也是大致规律，并不见得每个宝宝都按书本上写的那样长体重，这时我们要看孩子的总体生长曲线。我并不建议家长每天给孩子称体重，首先孩子称体重容易有误差，大小便前后还能差个50～150 g呢！除非每次统一标准，排完大小便，穿相同的衣物，否则哪有可比性？

说完了体重，我们来说说身高。相对于体重，其实身高并不被家长们重视，然而身高却也很重要。当孩子6个月后，逐渐学会了翻身，学会了独坐，学会了爬行，睡眠时间逐渐减少，活动量逐渐增大，可能体重变化就相对缓慢了，这时身高就很重要了。即使体重增长不满意（相对增速变慢，但还在正常范围内），身高增长不错的话，爸爸妈妈们也大可放心。出生时身长平均为50 cm，生后1岁身长大约75 cm，2岁时身长大约85 cm。2岁以后增长速度相对平稳，每年5～7 cm。但是我们也需要知道，身高受遗传因素影响很大，所以也要客观看待身高这个数值。一般来说，遗传学身高男性=（父亲身高+母亲身高+13 cm）÷2，女性=（父亲身高+母亲身高-13 cm）÷2。这是遗传学身高，当然充足的营养、睡眠、体育活动等可以促进长得更高，这也是后话。在2岁前只要在正常范围内，生长曲线正常，那么宝宝只需要和自身比较，不能去和高个子父母的宝宝强硬对比，这样会很受伤。

一般来说，有条件的话可以每个月给孩子称量体重、身长，做出孩子的生长曲线。其实每次儿童保健时做好体重、身长的记录也足矣！现在科技如此发达，各类APP应时而生。家长们只要动动手指头搜索"生长曲线"立刻出现多个APP，下载后定期输入体重、身高，就可以出现曲线啦！生长曲线上会有很多根基础曲线，一般认为3%～97%区间内为正常。这些基础曲线一般选择的是世界卫生组织（WHO）推荐的参考值，这是世界范围内公认的，可信度很高。WHO的生长曲线是以母乳喂养的婴幼儿为标准的，基于巴西、加纳、印度、挪威、阿曼、美国6个国家的8 440名儿童样本制定的。至于有些妈妈说去医院做儿保体检，好像参考值不太一样，目前国内有2005年版本的九城市体格发育参考值，上海市有2015年0～6岁儿童体格发育指标评价参考值。但是这些参考值较国际标准WHO标准显著偏高。目前认为WHO的生长曲线更加理想，更合乎生理的曲线。除了看单次的身高、体重的数值是否在正常范围内，更重要的是要动态关注生长曲线的走向。也就是这根曲线的形状也很重要，会反应增长速度。比如孩子一直在50百分位左右的体重范畴，突然经过2个月掉到了3%左右，这时您需要带孩子去看看儿童保健科医生了，可能存在生长缓慢的问题。

最后还是要强调一句，每个宝宝都是世界上独一无二的小天使，身高、体重只需要看自身的生长曲线，在3%～97%正常曲线范围内即可，千万不要去和别人家的宝宝对比，然后回家独自惆怅。希望各位爸爸妈妈们陪伴宝宝开心成长每一天！

语言发育

随着时代的变迁，越来越多的孩子出现了语言方面的各种各样的问题。本篇一系列关于"说话"方面的科普小文章，希望能给正在经历着宝宝说话问题，即将经历宝宝咿呀学语，以及已经长大了的宝宝父母都能带来一些启示和共鸣。关于宝宝语言发育的问题，到底是需要高度重视，还是需要淡定佛系，其实看完本篇，相信各位爸爸妈妈就能心中有数。

 宝宝说话晚有问题吗？

人类的幼崽是一种很神奇的存在，出生后一年左右竟然就会说话啦！新手爸妈们在听到宝宝咿呀学语时，就已经激动万分。于是，每天都在期盼宝宝到底啥时候能开口说话呢？一旦发现身边的同龄小孩会说话，自家孩子还不会说话时，就莫名焦虑。有些老人会说"贵人语迟""男孩子嘛，说话总是要比女孩子晚"……那么究竟宝宝说话晚有问题吗？本节就来给大家分析分析，既要消除心急父母的担忧，也要给后知后觉的父母敲响警钟！

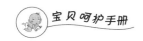

　　语言是我们人类沟通和社交的主要工具。沟通和语言技巧的发育是儿童期早期最重要的任务之一，是早期学习和社交技巧的关键。语言其实包括言语、表达性语言、感受性语言。我们通常说的说话问题，也就是表达性语言。其实关于语言延迟，尚无公认的发育"延迟"定义，但一般90%的正常发育儿童都获得了这项技能（比如12个月时会叫爸爸妈妈），但我们的宝宝还不会，就出现了需要引起关注的危险信号。据统计，10%～15%的2岁儿童存在语言延迟，但3岁后仍存在延迟的就只有4%～5%。这样看起来，似乎说话晚的孩子不在少数，那是不是就不用特别担心孩子开口晚了呢？其实也不是，因为说话也是一种学习能力，说话晚的孩子虽然大部分可以在大约3岁的时候赶上，但是早期语言延迟标志着未来可能发生基于语言的学习差异和困难。所以我们爸爸妈妈们还是要重视这个问题，及早发现语言发育落后，必要时医院就诊评估，并且学习帮助孩子提高或者促进语言发育的方法。

　　哪些语言落后的危险信号需要我们引起重视呢？　1岁时还不会叫爸爸妈妈，不理人。大部分孩子在1岁时能够有意识的说爸爸妈妈，甚至其他双音词。通过大人的语言和手势能够听懂简单的指令，比如拍拍手、再见、飞吻这些简单指令。2岁时不会50个词汇，或者不会把两个词连起来形成短语。大部分孩子在2岁时可以有2字句，会说100～250个词，所谓的2字句比如妈妈抱、爸爸背、吃饭饭、宝宝爬这些动名词的短语。可以听懂大人的较复杂指令，可以按照指令指出人或者物。3岁时不会3个词的短句。大部分3岁的孩子可以掌握450～900个词，会3～5字句。会说简单的句子，能够与大人进行简单的对答，能够听懂

2个步骤以上的指令并执行。如果在2～5岁期间,孩子出现语言倒退的现象,也需要家长得到重视。

说话这门技能,各家宝宝之间的差异还是很大的。就拿Dr马家的宝宝来讲,老大说话也比较晚,在同龄孩子中也属于稍稍落后。当朋友家的宝宝(同龄,均男孩,比我们家小7天)会说50个词汇时,我们只会说5个。当朋友家的宝宝会说短语时,我们仍然只会词语。当朋友家的宝宝会说句子时,我们仍只会词语。当我们家31个月了,总算会说简单的句子了,但词汇量还不是很够。朋友家的宝宝已经会唱歌,会讲故事了。通过两个同龄儿的对比,可能会觉得差距相当大。但其实一个孩子语言稍落后,而另一个孩子语言发育较超前,这种对比就会使家长产生焦虑的情绪。所以各位爸爸妈妈们,我们对于说话晚这个问题,既要重视又不能过分焦虑。如果我们的宝宝确实有些语言落后,那么我们家长还是要重视,并且尽力来帮助宝宝促进语言发育。

2 什么叫作语前技能?

在宝宝学会说话之前,其实他/她已经掌握了不少语前技能。而语前技能也是医生对孩子整体语言发育水平的评估部分。说话是语言的直接输出,但是语前技能则是说话前的积累过程。比如眼神交流、语言理解、动作表达、指令完成等。

如果宝宝连语前技能都没有获得,您怎么能期望他/她马上就能开口说话呢?眼神交流是我们最基本的交流方式,如果孩

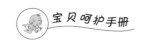

子一直缺乏眼神交流，需要评估有无自闭症倾向。语言理解是孩子听懂语言的能力。一般宝宝在能听懂大部分语言后4～6个月开口说话。而如果孩子一直无法理解语言，需要评估发育情况。这里就会出现很多家长说"医生，我们家宝宝什么都懂，就是不会说话"。那么，我们也要评估一下家长说的什么都懂，到底是只有语言的指令，还是配合了动作或者是其他身体语言呢？大部分1岁左右的孩子已经可以理解家长的简单指令，比如"拍拍手""飞吻""再见"，而2岁左右的孩子语言的理解力可以达到较为复杂的指令，比如"把电话给爸爸""找妈妈帮你洗洗手"等。

在宝宝的语前技能有了一定累积后，那我们就可以静待花开，等他开口了吗？我们可能还需要以下这些技巧，帮助宝宝更好的语言表达。

（1）不要包办了宝宝的所有事情，减少一些协助和帮忙，有机会让宝宝更好地明白语言的重要性。现在很多家庭全家仅有这一个孩子，就众星捧月般养娃，宝宝的一个眼神，一个转头，家长就帮着孩子完成了事情，拿到了想要的玩具，递上了要吃的东西。那么久而久之，我们的宝宝就会觉得我根本不需要跟你们讲话，也就失去了说话的动力。

（2）持续对宝宝语言输入。孩子在做某件事情或者我们在做某件事情的时候，可以讲述给孩子听，把语言和你的动作结合起来，让宝宝明白之间的联系。

（3）要给予孩子充分的时间反应。比如孩子想要小熊玩具，你会告诉他"小熊"，这时你可以故意等待几秒，让孩子跟读后再给予玩具，而不要说完"小熊"立马给孩子玩具。

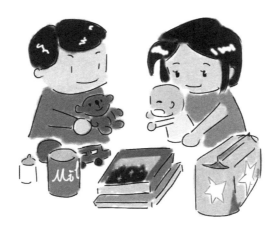

父母与孩子积极互动

如果孩子有了很好的语前技能的基础，那么相对说话也会顺利一些。总之，父母有效的亲子互动永远都是孩子发育里程中不可缺少的部分！

3 **如何提高宝宝的语言能力？**

本节想要跟各位爸爸妈妈们讨论的话题是：如何提高宝宝的语言能力？本来，我想用"怎样教会宝宝说话"作为题目，但仔细琢磨后觉得不妥。其实，当我们总是用"教"这个概念，想要提高孩子的语言能力的时候，你会发现往往是徒劳，宝宝根本没有兴趣来学习说话。那么，作为家长的我们又可以为孩子做些什么，可以提高宝宝的语言能力呢？

你会发现，在上海这个生活节奏超级快的特大型城市，每个

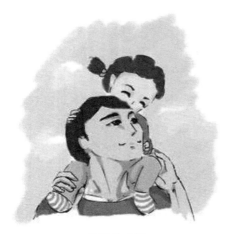

父母的陪伴

人每天都似乎忙忙碌碌地生活着。很多爸爸妈妈为了给自己和家人创造更好地生活条件，都是早出晚归，以至于我们可能会缺乏与孩子相处的时间，我们的孩子因此也缺失了很多父母的陪伴与关爱。事实上，爸爸妈妈的陪伴和关注，是宝宝语言发展的基础，是宝宝一个非常重要的阶段。良好的陪伴和亲子互动，为宝宝创造了良好的语言环境，对语言的发展非常重要。

有些新手爸爸妈妈可能内心非常想要陪伴孩子的成长，但是又不知从何做起。事实上，提高孩子的语言能力，也是从"玩"下手，与孩子玩到一起，才能更好地亲子互动。在与孩子的共同生活中，多观察孩子的喜好及兴趣，留心孩子注视的东西。想要与孩子玩在一起，首先要跟着孩子玩，跟着孩子的兴趣玩。例如，孩子喜欢车，你可以用简单的语言跟孩子进行交流"这是小车车哦，我们一起来玩小车车吧"。然后，我们要陪着孩子玩，并不是给他找了一辆小车车，就让他独自玩。当孩子在玩的时候，特别是他感兴趣的时候，父母就更有机会跟他产生互动，培养亲子关系。比如说"这是小车车的门，这是小车车的灯"，用简单的语言来让孩子理解一些事物。等父母与孩子能玩到一起，孩子也比较能够配合你们之间的小互动、小游戏时，爸爸妈妈就可以带着孩子玩了。只有坚持和孩子的互动、玩耍，这样我们才能够真正地帮助孩子提高语言能力。另外，亲子绘本的阅读也是一项非常棒的语言学习类项目。适合低幼年龄群的绘本有一个共同特点：简单、重复，这种就非常适合孩子早期语言学习。充分利用绘本这种工具，通过带领孩子来阅读绘本，利用每一个画面跟孩子来一起讨论的对话式阅读，"里面都有谁呀，在干嘛，他们为什么这样做呢？"带入情景式的对话模式，会让孩子轻松愉悦地学习语言。

在与孩子进行语言交流时，爸爸妈妈们可以使用较高的音调、夸张的语气和表情来吸引孩子的注意。在孩子学说话的起始阶段，我们需要用简短的句子，重点的词语可以加强语气，速度可以放慢，反复重复，这样可以更好地吸引孩子的注意，使语言更易被孩子理解。爸爸妈妈们在陪伴孩子的时候，可以有意识地通过简单的语句和孩子进行沟通和讲解。比如，在路上看到一只小狗，可以告诉孩子"这是一只小狗，小狗是怎么叫的？小狗汪汪叫"，接着问孩子"你喜欢小狗吗？你还喜欢什么动物？"把他看到的东西讲出来，然后可以适当地展开一点相关的讲解。但我们还需要注意的是，千万不要心急重复语言太多次，我们强调的反复重复是指孩子再一次遇到时可以再次重复告诉孩子，而不是在同一时间讲同样的词语或者语句反复n次。一般来说，在同一时间一个词语最多重复2次，否则可能会导致孩子不耐烦。语言的训练，需要爸爸妈妈一定的耐心，每天坚持，循序渐进，或许短时间不会有太大的进展，但是也不要轻易打退堂鼓，父母的陪伴永远是孩子语言进步的最好的方法。

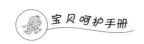
4 电子产品能帮助宝宝学会说话吗？

现代社会让我们越来越依赖智能电子产品，我们每一个成年人日常生活可能必不可少的就是电子产品，手机、平板、电脑……不仅仅在我们成年人中受到热烈追捧，现在更充斥在儿童的世界里。动画片、短视频、网课、微信，有些很小的儿童就能玩得溜溜的，那么这些电子产品真的能帮助我们的宝宝更快更好地学会说话吗？

显然，很多爸爸妈妈都能回答说，这怎么能给孩子看电子产品呢？当然不可以。那么你们知道原因吗？大部分爸爸妈妈可能会说天天看电子产品，眼睛会损害。当然，电子产品对视力的影响肯定是存在的。但是本节Dr马会从其他角度来跟爸爸妈妈们讨论一下为什么不建议使用电子产品来帮助宝宝学习说话。

有些爸爸妈妈会说："我觉得现在的动画片做得很好的，小朋友看看能学习到很多知识。"其实，美国儿科学会在1999年就提出：2岁以内禁止使用任何电子产品。那2岁以后就可以毫无顾忌地给宝宝使用电子产品了吗？自然也不能，但宝宝2岁以后可以在家长的指导下选择性地使用一些电子产品。但电子产品只是一个工具，家长使用这些工具只是为

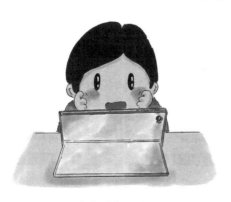

宝宝看电子产品

了给宝宝更好地接触和认识这个世界的途径，绝不是捷径。通常，1岁半到2岁是宝宝语言爆发期，这时候使用电子产品不仅对于宝宝学会说话没有帮助，甚至还会有不利的影响。

语言的学习通过语言交流的双方一来一往的互动方式，来达到沟通的目的。这是语言的特点：双向性。而通过电子产品，只有单向的滔滔不绝，孩子无法与其进行语言行为的加入，这种互动方式一定不利于孩子想要说、学习说的语言发育的。并且，电子产品里的语言，加上了精美的画面、色彩与声音，说的话比较快速、比较长句、比较复杂，并不适合语言的初学者。因为宝宝学习语言的开始一定是反复重复的简单字词。在家长与孩子的语言交流学习时，我们能够与孩子有一定的互动，可以在他说对的时候表扬奖励他，孩子得到反馈后也会更有热情学说话，而这些都不是冰冷的电子产品能做到的。

如果你的宝宝沉迷于电子产品，那么很有可能反映出平时爸爸妈妈对他陪伴的缺失。如果爸爸妈妈们回到家以后，能够在孩子面前尽量减少玩手机、玩电脑，树立一个好榜样，宝宝自然不会经常想着去找那些电子产品。如果平时爸爸妈妈们给宝宝安排了满满的娱乐项目，比如读绘本、讲故事、玩游戏、做手工等，那么孩子的日常生活就能丰富多彩，自然不会时常惦记那些电子产品。如果家长对宝宝陪伴

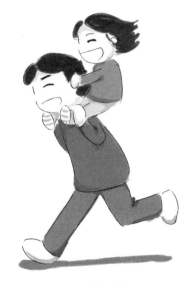

父母的陪伴

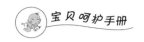

不够，孩子只能通过电子产品来打发时间。那么在责怪孩子沉迷时，更值得我们家长的反思。所以爸爸妈妈们，希望大家在百忙之中放下自己手上的电子产品，更不要把自己的孩子交给电子产品。宝宝学习说话还是需要你们的爱与陪伴，这样宝宝也能更快速地学会语言这项技能哦！

5 语言落后要去医院检查什么？

当爸爸妈妈担心孩子的语言发育问题，或者与同龄儿童对比确实明显语言落后时，我们建议带孩子去医院接受专业的评估和指导。那么，应该去医院看什么科室？可能会有哪些检查呢？Dr马今天就来给各位爸爸妈妈做个就诊小贴士。语言问题，一般建议儿童专科医院的儿童保健科就诊。由于现在很多医院儿童保健科会有更多的细分，有些医院有专门的儿童语言发育障碍门诊或者发育行为科。这里的小贴士是如果要预约专家门诊，请仔细阅读专家简介，儿童保健的范围比较大，尽量选择擅长语言发育这部分的专家。

（1）对于语言发育落后的孩子，首先医生会询问相关病史。比如孩子出生史（有无窒息抢救病史、有无早产病史等），既往病史，既往各方面发育情况，家庭带养情况，与孩子简单交流互动等。

（2）可能会进行听力检查。很多父母会有疑问，宝宝出生时通过了听力检查，为何还需要进行听力检查？这是为了发现获得性听力损失（脑膜炎、创伤或噪声所致）、进行性听力损失（继发于某些神经退行性综合征）、延迟发作（宫内感染巨细胞病毒）等。听力损害可导致语言发育迟缓。

（3）可能会进行发育筛查。这主要是对孩子进行语言、大运动、精细运动、社交行为等一系列发育程度的评估，以明确孩子的语言延迟是否由其他发育问题导致的其中一项能区的落后。

（4）可能会进行孤独症（自闭症）筛查。如果孩子不仅存在语言问题，还存在一定的交流障碍和行为问题，那么医生可能会进行孤独症筛查，以进一步明确诊断。

如果通过以上的基本评估后，孩子听力正常，也排除了其他发育问题（比如孤独症、发育迟缓等），仍存在明显语言理解或者语言表达等方面落后问题，那么家长可能需要医生的指导或者语言治疗师的专业帮助，对孩子进行干预治疗。

宝宝护理

从宝宝出生开始，就代表着我们需要24小时照顾着宝宝的饮食起居。照顾的过程中，我们可能会发现宝宝很多与我们成人不同的一些地方，不知道护理时从何下手。那么本篇可能会给新手爸爸妈妈们一些启示。

 新生宝宝的脐部如何护理?

每个人曾经都依靠脐带连接起与妈妈最初的亲密接触，在此处母体和胎儿的血液间进行CO_2和O_2、代谢产物（代谢废物）和营养物质的交换。在出生之前，脐带就是宝宝和妈妈的秘密通道，也是生命的通道。

在出生时，提供胎儿与胎盘之间血流的脐带会被夹闭和剪断。在出生后第1周内，新生儿遗留的脐带残端

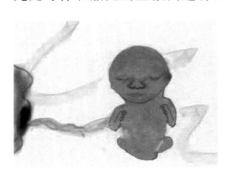

脐带的来源

脱落形成脐（通常称为肚脐）。宝宝与妈妈的秘密通道被阻断了，因为他已经急着想要成为一个独立的个体啦！

脐部如何护理又成了新手爸妈的一大难题。目前在上海出生的宝宝几乎都在正规医院出生，在夹闭和剪断脐带时常规进行了无菌处理，因此发生脐炎的概率非常低。平时我们只需要保持脐部干燥，洗澡后用干棉签将脐部水分吸干，讲究的妈妈们会给孩子常规脐部消毒。目前的研究表明氯己定（一种外用抗菌剂）清洁脐部可大大降低发生脐炎的风险。当然上海普遍用于消毒脐部的为碘伏、碘酒、酒精棉球等。相对而言，目前酒精消毒已经逐渐被淘汰。首先，酒精消毒会造成孩子皮肤的敏感，出现局部发红等现象，另外研究表明70%的酒精常规消毒可使脐带脱落时间延迟至16.9日。推荐使用的常规脐部消毒剂包括氯己定、碘伏。且不建议每日多次消毒，无论哪种消毒剂成分研究均已表明会造成脐带脱落延迟。我们认为每日洗澡后消毒一次即可，平时保持干燥。这里要注意保持尿布折叠在脐部之下，从而将脐部暴露于空气中，可能有助于脐带干燥。尿布在覆盖于脐部的位置反折一下，暴露脐部不仅可以使脐带干燥，还可以避免尿不湿中尿液量过大时污染脐部。那么脐带何时脱落呢？脐带断端通常在出生后1周脱落。常规氯己定清洁脐部处理通常7.5日脱落。碘伏消毒没有明确的研究报道脱落时间，大约也在1周。一般来说，任何在出生3周后仍存在的脐带，很可能表示脐带脱落延迟。所以3周内未脱落脐带的爸爸妈妈们请少安毋躁，只要确保脐部干燥、清洁即可。然而延迟脱落的脐带通常最终也会在不干预的情况下脱落。时间过长时，建议去医院处理脐部。在某些情况下，当脐带干燥后，可能需由医护人员使用剪刀或手术刀，通过在紧邻正

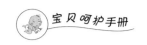
常皮肤处去除干燥的组织来移除脐带断端。

当脐部出现脓性分泌物、周围硬化、发红和压痛时，则表明宝宝可能出现了脐炎，也就是脐和/或周围组织的感染，这时不要犹豫，立即至医院就诊，以免造成局部炎症全身性感染。

脐肉芽肿也是一种新生儿脐部异常表现，是一种柔软、湿润、粉色、有蒂的脆性肉芽病变组织。脐肉芽肿最常是在脐带脱落后，由于持续性分泌浆液性或血清血液性分泌物，或由于脐周湿润而发生的。这种情况，也建议去医院就诊明确。

脐疝是常见的父母带着新生宝宝就诊的原因。通常在宝宝哭闹时发现脐部明显凸起，这是因为哭闹引起腹内压增加，但脐疝很容易复位。多数脐疝在2～5岁内可自行消退，无需特殊处理。2岁后如果仍存在较大的脐疝通常需要手术修复治疗。

希望各位爸爸妈妈们看完本节，护理起宝宝脐部来更得心应手！

2 女宝宝的私处如何护理？

新生儿期有些女宝宝会有假月经现象，其实在医学上真正的名称是"新生儿撤退性出血"。这是由于在宫内期，母体雌激素穿过胎盘并刺激女胎的子宫内膜生长。当胎儿出生后的最初几周，由于这一激素支持作用逐渐消退，部分婴儿出现子宫内膜脱落，导致有几日出现血性黏液分泌物或少量阴道出血。这类出血为自限性，无需治疗。

这里另外需要指出的是有些宝宝尿布上尿酸结晶的沉淀，继发于婴儿尿中尿酸的排泄增加，也会在尿布上出现淡粉色的颜色，可能会被误认为血液。这种情况在女宝宝或者男宝宝身上都会发生，无需特殊处理。

在正常情况下，年幼女宝宝的大阴唇和小阴唇之间无明显区别。轻柔地分开阴唇，可显露阴蒂，阴蒂下方为尿道口，尿道口下方为阴道口。很多女性婴儿有阴道赘生物，这没有临床意义，最终将自发消退。另外，有时女宝宝会出现一层薄的组织膜附着于阴唇皮肤（阴唇粘连或黏合），但不妨碍尿液的流畅性，可能会影响外阴结构的显露。

阴唇粘连最常见于婴幼儿中，发病高峰出现在2岁，此时发病率高达3%。阴唇粘连的病因可能与体内低雌激素水平、外阴炎症、会阴卫生状况差、阴道感染等有关。女婴出生后雌激素水平会逐渐下降，在青春期前都处于低雌激素水平状态。因此，护理得当能够减少阴唇粘连的发生。注意女宝宝的私处护理，勤换纸尿裤，避免感染。如果粘连无症状、仅累及小部分阴唇并且不影响尿流，则没有必要进行治疗。随着青春期雌激素的产生增加，粘连可能松解。如果阴唇粘连使正常尿流改道而影响排尿或引起反复感染或疼痛，则应当进行治疗。国内一线治疗方法是外科医生进行阴唇粘连松解术，这是一个门诊小手术，寻求专业儿童医院外科医生即可完成。国外一线治疗是药物治疗，每日涂抹一层薄薄的激素乳膏，持续2～3周。

说了那么多，那么女宝宝的私处到底该如何护理呢？由于女宝宝的生理结构原因，尿道口与肛门相近，如果排便后不及时清洁或者护理方法不当，很容易使粪便污染尿道口造成刺激，严重的还会导致感染。因此，家长们在清洗擦拭时要注意从前

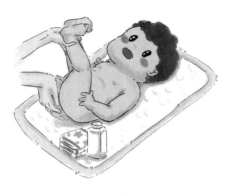

私处清洁

往后擦，从尿道口往肛门方向擦，千万不要来来回回擦。也就是擦过肛门处的千万不要再去擦尿道口。尿道口相对无菌，而肛门处有肠道正常菌群，是一个有菌的环境。纸巾用完不能折一面再擦，避免细菌透过纸巾污染会阴部位。

每天外阴清洗1～2次，避免过度清洁。当然我们仍提倡婴儿大便后用水清洗肛门，这里指的是外阴部位清洗不要过度清洁。外阴处的胎脂和分泌物可以局部清洗和清理，但无需扒开将里面的阴道分泌物全部清理掉。因为阴道分泌物有一定的杀菌、抑菌作用，是宝宝阴部皮肤黏膜的天然保护屏障，过度清洁反而容易造成局部感染。所以正常的清洗外阴，保持私处卫生即可。

3 男宝宝的包皮，你会护理吗？

宝宝出生后，有些家庭的带养任务交给了妈妈以及奶奶、外婆。当然现在新兴了月嫂、育儿嫂这个行业，也承担了不少任务。有些爸爸可能就是宝宝笑的时候抱着玩耍一下，哭的时候想逃离的角色。但是，对于男宝宝的包皮问题，爸爸还是需要学习一下。

　　新生宝宝出生后，新生儿科医生会对宝宝进行常规的儿科检查。说到包皮，足月男婴的正常阴茎长度为2.5～3.5 cm。当然早产儿由于胎龄的不同，生殖器外观会和足月儿有所差异。新生男婴的包皮通常紧紧包裹或黏附于阴茎头。在数月至数年内，通常不可能轻易地将其退缩。世界上很多地方在新生男婴出生时会进行包皮环切术，但在我们国内并无此常规。包皮是指阴茎上通常延伸至龟头外约1 cm的皮肤。其具有保护尿道口和阴茎头的作用。正常包皮在妊娠8～9周开始发育，通常于妊娠4～4.5月正常完成。包皮从龟头剥脱分离是在妊娠后期开始的，然而，大多数男婴出生时这种分离仍未完成。只有大约4%的男性在出生时包皮即可完全回缩，而超过一半的新生男婴，其包皮回缩不足以使尿道口暴露。出生后，阴茎生长和生理性勃起有助于包皮剥脱过程以及包皮内板与龟头无毛上皮之间的角化珠（包皮垢）形成，使粘连松解并使包皮能够回缩。所以新生男宝宝不一定能够翻开包皮，因为大部分会存在生理性包茎，随着时间推移生理性包茎绝大多数可以自然缓解。随着孩子的长大，包皮将会松开。但是，包皮可能需要数年才能往后完全翻过阴茎头。

　　积聚在包皮下的脱落上皮细胞称为包皮垢。对于包皮不能完全回缩的男孩，包皮垢可在包皮下形成白色团块，通常称为包皮囊肿。包皮囊肿为良性，通常位于冠状沟周围。包皮囊肿有助于包皮与龟头之间的分离，一旦包皮回缩性增强，包皮囊肿就容易被翻出来。

　　在男宝宝6个月大之前，不要尝试将包皮向后翻过阴茎头。可以进行以下方式护理孩子的阴茎：给孩子洗澡时用温水或者温

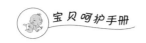

和、无刺激的肥皂清洗其阴茎；经常更换孩子的尿布以防他患上尿布疹；观察孩子排尿时有无任何尿流异常。在孩子6个月大以后，可在清洗其阴茎时开始轻柔地后翻包皮。后翻包皮时只能将它翻至它能自然到达的位置，不能用力后拽，这点非常重要。把包皮翻至后方，则轻轻清洗并擦干下方的皮肤。做完这些护理后，务必让包皮回到其正常位置，以覆盖阴茎头。切勿强行回缩包皮，容易引起出血、水肿、嵌顿等问题。当孩子年龄增大到能自己洗澡时，可教他如何清洗其包皮和阴茎。每次自己洗澡时，他都应往后翻动包皮，清洗和擦干下方的皮肤，然后再让其回到正常位置。正确的清洗包皮，可以避免包皮垢堆积，也可以有效减少尿路感染发生率。

那么哪些包皮情况是异常的？甚至需要前往儿童专科医院泌尿外科就诊的呢？包皮过长而造成反复的尿路感染的宝宝，可能需要进行包皮环切术来干预。另外部分孩子包皮过长但无反复尿路感染时，家长选择性的手术一般在上小学前进行。病理性包茎：年龄较小时包皮已有回缩性，在此之后发生的继发性包皮不可回缩；包皮口的刺激或出血；排尿困难；勃起疼痛；复发性阴茎头包皮炎；长期尿液滞留伴包皮鼓胀，且仅能通过手动施压而消除等情况时建议就诊。阴茎头包皮炎、龟头炎等都需要医院就诊处理。嵌顿性包茎：包皮陷于冠状沟后部所致，可能引起龟头的静脉和淋巴淤滞，并最终导致动脉损伤。出现这种情况需要急诊处理，赶紧带孩子至医院就诊。

孩子的成长需要父母共同的参与，建议男宝宝家庭清洗包皮的任务交给爸爸，长大后的包皮教育甚至排尿本领传授也是爸爸应该担当的职责。希望每位宝宝都能健康成长！

4 安抚奶嘴，到底该不该用？

关于安抚奶嘴，市面上众说纷纭。有的主张不要用，用了戒不掉。有的说外国人2岁多不还是叼着安抚奶嘴吗？那么关于安抚奶嘴，爸爸妈妈们应该知道以下这些事儿。Dr马站在中立的角度上来谈谈安抚奶嘴的利与弊，选择权还是要交给家长们自己来决定。

宝宝从呱呱坠地开始，吸吮是他的本能反射。他从妈妈的乳房中吸吮乳汁或者从奶瓶中吸出配方奶，这种是营养性吸吮。宝宝吸吮安抚奶嘴、手指或者排空的乳房，这时没有乳汁的摄入，这被称为非营养性吸吮。吸到乳汁能够让他饱腹，给他带来生长所需的能量，吃饱了会有满足的快乐。非营养性吸吮可减少应激，并促进体重增长和消化道的成熟与生长，同样也给宝宝带来了快乐。所以，孩子爱吸吮是一种与生俱来的本能。

那么安抚奶嘴到底能不能用？有何利与弊呢？这一定是为了宝宝操碎了心的父母们最关心的问题。

母乳喂养开始阶段不鼓励使用安抚奶嘴，因此美国儿科学会推荐可以在母乳喂养成功建立后使用安抚奶嘴，但不要早于3周龄。这主要是考虑到母乳喂养时避免乳头混淆等客观因素，一般我们会建议1个月后再使用安抚奶嘴。通过1个月和妈

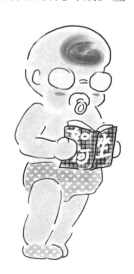

安抚奶嘴

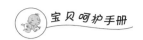

妈的亲密接触，宝宝充分适应了母乳喂养的方式后，再考虑使用安抚奶嘴。

宝宝使用安抚奶嘴主要的益处可能来源于满足了非营养性吸吮，起到了安抚作用，多了一份安全感和快乐。多项可靠的研究显示，睡觉时使用安抚奶嘴可以降低婴儿猝死综合征（主要指睡眠时由于气道窒息等原因导致的意外死亡），因此美国儿科学会建议在不影响建立母乳喂养的原则下，睡觉时可使用安抚奶嘴。安抚奶嘴的这种作用可能与安抚奶嘴使用时宝宝会保持平卧或者侧卧，很少俯卧有关。同时宝宝在使用安抚奶嘴时逐渐习惯用鼻子呼吸，让睡眠更自然平稳。但不可在安抚奶嘴上系带或系绳，因为这存在勒死婴儿的风险。在将婴儿放到床上睡觉时使用安抚奶嘴，但在婴儿睡着后，不应再次塞入。有人担心安抚奶嘴可能增加急性中耳炎的风险。然而，在出生后6个月内，婴儿猝死综合征的风险最高，但急性中耳炎的发病率相对较低。有研究显示安抚奶嘴的非营养性吸吮对小婴儿有镇痛的作用，当然母乳喂养的镇痛作用会更优于安抚奶嘴。肠绞痛时使用安抚奶嘴也可以用以安抚婴儿，这主要可能与避免长时间哭闹吞入大量气体、非营养性吸吮可减少应激，并促进消化道的成熟与生长有关。

那么安抚奶嘴有没有弊端呢？当然也会有，事物总有它的正反两面性。安抚奶嘴的使用是导致儿童急性中耳炎的危险因素，有研究显示，与不使用安抚奶嘴的儿童相比，使用安抚奶嘴的儿童急性中耳炎发病率稍高。非营养性吮吸行为（吮吸安抚奶嘴、拇指或其他手指）在早期发育时期是正常的，并可能成为一种获得性行为。不同人群中有70%～90%的婴儿可出现这种自我安抚行为。随着年龄的增长，吮吸手指或安抚奶嘴的频率有所下降；4～5岁时，非营养性吮吸常被其他应对机制所替代，其发生率随之下降。使用安抚奶嘴的儿童较少出现吮吸手指的行为，而吮指行为更可能持续到4～5岁。安抚奶嘴的使用如果持续到恒牙萌出期，会导致对牙齿的影响，比如牙弓宽度缩窄，但停用安抚奶嘴后2～3年内这种情况通常会缓解。也会造成混合牙列期早期的前牙开牙合以及Ⅱ类错牙合畸形的发生增加等。目前推荐在孩子3岁前进行干预以解决儿童的吮吸习惯，从而尽量降低这种吮吸对牙的影响。但相对而言吮吸手指的危害似乎比安抚奶嘴更大。

因此客观地来说，安抚奶嘴可以用，但不能过早，1月龄以后再考虑使用，其次3岁以前建议要干预离开安抚奶嘴。对于爸爸妈妈来说，安抚奶嘴用与不用取决于孩子，它绝对不是说是必需品，但也不是禁忌品。如果选择使用安抚奶嘴，建议购买有正规质量保证的安抚奶嘴，选择整体的安抚奶嘴而不是分离式的，防止孩子误吸。选择孩子适合的型号，不要盖住孩子鼻子，影响呼吸。同时要注意安抚奶嘴的清洁卫生，防止病菌感染。另外，安抚奶嘴并不是解放父母双手的工具。当孩子哭闹时，首先还是要满足孩子的吃喝拉撒的需求，以及对父母的怀抱及安抚的需求，而不是靠安抚奶嘴来拖延孩子的吃的需求，这样宝宝会生气的！随着宝宝的长大，会有更多新奇的事物引起孩子的注意，当安抚奶嘴的安抚作用可以被取代时，家长就该耐心为宝宝戒除安抚奶嘴，切勿用吓唬、处罚等比较激进的方式戒除。所以，爸爸妈妈们不必为此纠结，如果宝宝喜欢那就用，如果宝宝不喜欢安抚奶嘴也没必要非要用，对不对？

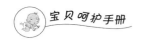

5 宝宝多大可以竖抱？

　　是否可以竖抱宝宝其实不取决于年龄，而是取决于姿势。只要竖抱孩子的姿势正确，多大的孩子都可以竖抱。因为小月龄的婴儿还不能自己控制好头部，头部摇摇晃晃，所以竖抱时家长需要支撑好孩子的头部。而小婴儿的脊柱呈"C"字形，竖抱时注意支撑宝宝的头部和臀部，使其脊柱呈"C"字形就是正确的姿势。没有明确的证据表明竖抱会对宝宝有危害。横抱与竖抱最大的不同是脊柱承受重量的方向不同。只要姿势正确，横抱竖抱都是可以的，且对脊柱没有伤害。但建议在宝宝还没有学会抬头之前，尽量不要长时间竖抱。因为如果家长竖抱的姿势不准确，宝宝的脊柱会承受较大的重量而被伤害。

6 宝宝的小屁股上突出的东西是痔疮吗？

　　不少妈妈咨询过Dr马：宝宝的小屁股上会有一个突出的东西，是不是痔疮呢？

　　这可不是痔疮哦！痔疮在儿童中很少见。绝大多数这种小突起都是皮赘，称为婴儿肛周锥型凸起。这种皮赘可以是三角形、山丘型、尾巴型等多种形态。一般就是肉色，而不是痔疮的颜色（鼓鼓的，蓝色或者紫色）。有些是先天性的，女孩中多见。出生后不久就能发现，有的可以消退，有的则会持续很久。只要没有进行性增大，对孩子的身体健康是无影响的，也不需要管它。有些是随着便秘、肛裂等情况后出现的，可能和该部位肌肉薄弱有关，长期的刺激后出现。处理原则也是一样的，如果没有进行性增大，无需处理。所以总的原则是对于皮赘无需特殊处理，但如果真的很大可以选择切除。

⑦ 宝宝防蚊小妙招

夏日炎炎，最令人烦恼的可能是蚊虫叮咬问题了。特别是娇嫩的宝宝，被蚊子咬得到处是红红的包块，爸爸妈妈们不免心疼。孩子代谢快，出汗较成人多，呼吸快，特别吸引蚊子。因为蚊子是借助触角中的气味和化学感受器，探测呼出气体和汗液中的二氧化碳、乳酸、丙酮以及其他有机物质来定位的。这就是宝宝招蚊子的原因了。

那么夏日如何正确有效地避免蚊虫叮咬呢？首先，在城市中的绝大部分家庭，不可能有大批量的蚊虫出现。确保门和窗上的纱窗完好无损，进出家门及时关门，避免蚊子进入室内是比较简单的方法。而家庭环境中有积水的地方尽量要注意消灭蚊子。比如厨房、卫生间有积水的地方及时清理干净，家里的花盆中也尽量不要有积水，喝光的饮料、酒瓶子尽快扔掉。如果家庭环境中比较潮湿，可以喷些杀虫剂，比如含有氯菊酯的杀虫剂，对人体相对是安全的，模拟的是天然除虫剂除虫菊酯的成分。但也不建议经常使用，一般使用一次杀虫剂，可以有1月余的功效。撇开剂量说毒性都是毫无意义的，只有长期大量接触，才可能对神经系统有影响。所以说，家里1个月使用一次是非常安全的。以上

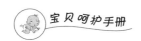

是减少家庭环境中蚊虫的方式。

那么对于宝宝而言，如何尽可能避免招惹蚊虫呢？最安全无害的防蚊妙招就是使用物理防蚊方式，用蚊帐来避免宝宝被蚊子叮咬，这方式看似很古老，但确实是最安全有效的——只要家长们在关上蚊帐时别放进去蚊子。另外，我们提到了汗液中的成分也是招惹蚊子的客观因素，那么给宝宝舒适的环境温度就很重要。这里还是要强调，宝宝比父母更怕热，大夏天可以开空调，需要开空调，务必开空调！宝宝减少出汗，吸引蚊子的情况也会好很多。一旦出汗，及时把汗渍擦干，或者给宝宝洗个澡，把能够吸引蚊子的成分去除掉，自然没那么吸引蚊子啦！那么家庭防蚊要点基本上就是以上内容。

外出活动时如何有效驱蚊呢？到目前为止，通过了美国环保总局EPA审核认证的驱蚊成分主要包括避蚊胺（DEET）、埃卡瑞丁（Picaridin）、驱蚊酯（IR3535），以及柠檬桉油（OLE）。其中前三种规定，小于2月龄的孩子不能使用，柠檬桉油是天然的成分，但小于3岁的孩子不能使用。另外一些天然成分也有一定的驱蚊效果，像柠檬草、香茅、雪松等等，但效果和时效相比上面几种都差很多。时效短的话，需要频繁地重新涂抹，费时费力，还会增加对宝宝皮肤的刺激。同时天然驱蚊产品的成分往往要复杂得多，越复杂的产品，引起皮肤过敏等问题的概率也就更高。所以并不是天然的就可以随意使用。目前较为推荐的驱蚊产品为避蚊胺（DEET）、埃卡瑞丁（Picaridin）。浓度为10%的避蚊胺（DEET）可安全用于2月龄以上儿童的皮肤，可以有2小时的驱蚊效果。尽管浓度越高，驱蚊效果越好，但是一般建议2小时就足够外出使用了。10%的埃卡瑞丁同样可以使用在2月龄以上的儿童，能有6小时的防蚊效果。其实细心的爸爸妈妈们可以查一下自己买的驱蚊产品，如果是这两种成分，那就说明你买对了。驱蚊产品一般涂抹在暴露的皮肤表面，但注意不能涂在眼、口、手、伤口处。宝宝小于2月龄的家庭还是建议物理防蚊，比如家长不停地用扇子扇暴露在外的皮肤表面，推车装上蚊帐等。

那么被蚊子叮咬后该怎么办呢？如果宝宝没有太大的不舒服感受，其实不需要特殊处理。如果宝宝很痒，有抓挠现象，可以冷敷止痒，一般毛巾包着冰块冷敷5分钟左右就可以了。如果蚊虫包块比较大，又肿又痒，可以用炉甘石洗剂涂抹一下。如果更严重的包块，甚至皮肤出现了一片红红的肿胀的疹子，可能继发了虫咬性皮炎，可以涂抹一些弱效激素药膏，比如氢化可的松软膏、地塞米松软膏、地奈德软膏等。对于2岁以下儿童，尽量不要使用含有樟脑、薄荷的清凉油类的物质。

所以爸爸妈妈们，有了宝宝以后，我们一定需要注意宝宝吃穿用的一切东西的成分，不要人云亦云跟风，不要只相信海淘，知道重要的育儿知识以及能分辨产品的成分显得尤为重要。

8 剃胎毛是可以让宝宝的头发变得更好吗？

常常会有家长认为剃胎毛可以使宝宝的头发变得更好。其实剃胎毛一直以来是中国的一个传统习俗。有些父母会给孩子用胎毛做一支胎毛笔，留作纪念。而关于什么时间剃胎毛其实不同地方可能会有不同的习俗，有的满月，有的两个月，也有的百日。其实从胎儿期开始，宝宝的头皮上就会有毛囊形成。出生时，头皮上的毛囊就是终毛囊，终毛囊在毛发生长期间可深达皮下脂肪层（皮肤表面以下 2～5 mm）。也就是说，剃胎毛只会把头皮外部的头发去除，并不会影响底下的毛囊。每个毛囊都具有独立的生长周期，分为生长期、退行期和休止期。这也就是为什么我们人类每天都在脱发，却不会一下子脱发成秃的原因啦！如果刚好你家宝宝剃完胎毛后，大部分毛囊进入一个休止期，那么可能宝宝光溜溜的脑袋会维持 2～3 个月哦！不用担心，无论你剃不剃胎毛，宝宝的胎毛迟早都会脱落，而宝宝的头发迟早都能长出来。但剃胎毛并没有让宝宝头发变更好的功效。

❤9 宝宝老是歪脖子是怎么回事？

　　Dr 马经常会碰到新手爸妈，他们对于孩子的观察可谓细致入微，对于宝宝总是朝着一个方向歪头很是介意，非要 Dr 马来鉴别一下有没有问题。那么本节的科普就是被称为"歪脖子"的一类疾病，医学术语叫做"斜颈"。

　　其实斜颈在儿童中较常见，并且婴儿可在出生时即存在本病，医学上将这种情况称为"先天性斜颈"。"先天性"一词意味着疾病在患者出生时即存在。医生尚不清楚先天性斜颈的确切病因，但它可出现家族遗传性。斜颈也可由其他医学问题引起，如肌肉拉伤、药物不良反应或某种导致颈部扭曲的脊柱问题。今天我们要说的是先天性肌性斜颈，因为这类先天性斜颈在儿童中较多见。一般在出生时或出生后不久就很明显，通常在 6 月龄内被发现就诊。此类婴儿的头部向一侧倾斜，而颏部朝向对侧。

先天性肌性斜颈是颈部姿势性畸形，其特征为颈侧屈（头向一侧倾斜）和颈旋转（颏部朝向另一侧）。先天性肌性斜颈有3种类型：

（1）姿势性。婴儿有姿势偏好，但无肌肉紧张和关节被动活动度受限。

（2）肌性。胸锁乳突肌紧张和关节被动活动度受限。

（3）胸锁乳突肌肿块型（也称为颈部纤维瘤）。胸锁乳突肌增厚和关节被动活动度受限。先天性肌性斜颈病因尚未研究清楚。在出生即有斜颈的婴儿中，症状通常到出生后2～4周才显现。

爸爸妈妈们如果遇到以下问题需要怀疑斜颈。宝宝头部是否倾向一侧？宝宝是否有偏好的头部位置或姿势？宝宝是否在母乳喂养或奶瓶喂养时出现一侧容易喂养，另一侧难以喂养？宝宝的头部倾向一侧的颈部摸到有肿块？宝宝由于长期头部倾向于一侧，面部看上去不对称？如果爸爸妈妈们遇到以上问题，您就可能需要专业的儿科医生来进行体检判断宝宝是否有斜颈，并且根据需要可能会做一些进一步的检查，甚至转诊至骨科或者康复科进一步治疗。最常见的是摸到一侧胸锁乳突肌特别紧张或者有包块，可以做B超检查。

先天性斜颈有时不经治疗也可消退。但有些先天性斜颈得不到治疗，可导致宝宝面部两侧呈现不一样的外观。这可能是永久性的。建议治疗越早，效果越好。首先当然要确诊宝宝是否是斜颈，是哪种类型的斜颈。后续的治疗方法可包括：拉伸和体位改变，由专业医生来指导家长尝试这些措施；理疗；手术。

所以好学的爸爸妈妈们，遇到宝宝歪脖子的问题首先不要过分紧张，其次也需要细致观察，在定期儿保检查时咨询专业的儿

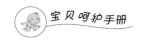

科医生，得到专业的指导和诊断，早发现早治疗，宝宝一定能健康成长！

10 宝宝的手指又红又肿，这是怎么了？

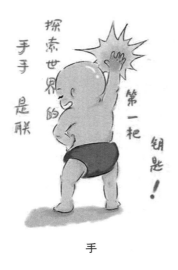

探索世界的手手是联

第一把钥匙！

手

小宝宝会得甲沟炎吗？会，而且这种概率还真的不低。在Dr马的大宝一个多月的时候，有一天Dr马在跟宝宝玩数手指的游戏，突然发现宝宝的一个手指头又红又肿，变成了胡萝卜。宝宝的手指又红又肿了，这到底是怎么了？

其实，这就是我们要科普的疾病"甲沟炎"。甲沟炎是一种累及侧甲襞和近端甲襞的炎症反应。简单来讲，甲沟炎是一种发生在指甲或趾甲周围的皮肤感染。诱发因素包括修甲过度、咬指甲、吸吮拇指、糖尿病，以及从事需要经常将手浸泡在水中的工作。那么发生在小宝宝身上，最重要的诱发因素就是修甲过度。急性甲沟炎的特点是近端甲襞及侧甲襞出现疼痛和红斑，随后发展为表浅脓肿。急性甲沟炎最常由皮肤菌群引起，如金黄色葡萄球菌和化脓性链球菌。Dr马的大宝前前后后有三个手指头出现甲沟炎，至于为啥这么频繁地出现，Dr马认真分析原因如下：首先，这位宝宝太调皮，东抓西抓，经常把自己指甲弄劈了，修剪指甲时不得不剪深了。其次，宝爸不太听从儿科医生太太的建议，并不按我的要求给宝宝修剪指甲。于是，手指出现了右图的红肿情况。

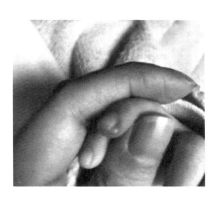

手指甲沟炎

那么，出现了甲沟炎，该怎么处理呢？不伴脓肿形成的急性甲沟炎的治疗可局部治疗，即对感染的指/趾热敷或温水浸泡，一次20分钟，一日3次。每次温水浸泡后应用抗葡萄球菌抗生素，例如莫匹罗星软膏。对于伴脓肿形成的急性甲沟炎，除了上述治疗措施之外，还应切开引流，并且口服抗生素治疗。Dr马的经验来讲，一般外涂抗生素软膏2～3天会好转，如无好转建议医院就诊。

如何避免甲沟炎的发生？避免修甲过度、吸吮指头。对于小婴儿的指甲来讲，不要追求修剪得过于完美。建议修甲是平的，不要是圆的。

希望Dr马的切身经验，能够给各位爸爸妈妈们提个醒，避免发生类似情况。

11 为什么上了托班或幼儿园，宝宝开始频繁生病？

经常会听到爸爸妈妈抱怨，宝宝平时身体很好，自从上了托班以后，一会儿发烧，一会儿咳嗽，一会儿流鼻涕……反正就是

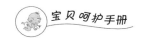

班级中别的孩子生病，自己孩子一次也没逃脱。其实，对于6岁以下的孩子，平均每年出现6～8次感冒，是非常正常的。而刚上托班或者幼儿园的孩子，每个月生病1～2次都是很常见的。

　　进入托幼机构上学开始，我们的孩子接触的人群就更广了。生病主要是接触了致病微生物尤其是病毒所致。那么可能爸爸妈妈会说，为什么学校里会有那么多病毒？其实我们人类生存的环境中，就是被各种微生物包围着的，空气中也有各类微生物。不过大部分时候，病毒都是和人类和平共处的。而当机体免疫力低下时，接触到致病性较强的病毒时，可能就会出现感冒的症状。病毒性感冒主要通过空气或手接触经由鼻腔传染。在我们一个家庭中，通常是几个成年人照顾1～2个孩子。成年人的免疫功能相对完善，所以本身生病的频率就比较低，1年中感冒的次数也

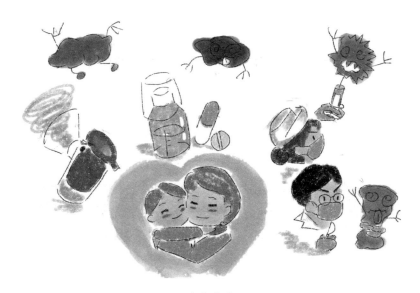

宝宝生病

比较少。而我们的孩子，这个年龄的免疫系统发育尚未成熟，对病毒的抵抗力不足，一旦有机会传染上就很容易生病。所以在托幼机构中，当有孩子出现感冒症状时，就会出现此起彼伏的感冒，常常形成恶性循环，很难避免交叉感染。

那么怎么才能减少宝宝生病的次数呢？首先，我们各位家长要达成统一的共识。一旦自家孩子出现了生病的症状，比如流鼻涕、咳嗽或者发热，那就不要再去上学了，在家休息到康复。这样可以避免别的孩子被传染。当然，这只能是有效控制传染的一部分，因为无论是感冒、手足口病、疱疹性咽峡炎还是其他病毒感染性疾病，都是有一个潜伏期的，有的症状消失后还有一定传染性，并不能完全控制。

其次，要教会孩子勤洗手，平时不用手摸自己眼睛和口鼻。如果能养成勤洗手，好好洗手的好习惯，就可以预防很多种传染病。而病毒通常通过眼睛、鼻子、嘴巴进入人体，如果不用手摸自己的眼睛和口鼻，即使小手不太干净，至少也切断了传播途径。

如果我们选择的托幼机构是比较小班化的，消毒卫生比较严谨，食物新鲜干净，环境卫生好，那么也是避免生病的有效措施。

另外，在去托幼机构上学之前，让孩子及时接种各类疫苗，包括一些自费疫苗，比如肺炎链球菌疫苗、流感疫苗、轮状病毒疫苗、手足口病疫苗等，也是非常好的措施。

当然，孩子与孩子之间也是有差异的。但只要孩子平常营养搭配合理、睡眠时间充沛，没有自身基础性疾病问题，大家的免疫水平都是差不多的。虽然在刚进入上学阶段，会有那么几个月的适应期比较难熬，生病频率明显增高，后续大部分孩子还是能够适应集体生活的。所以各位家长也不需要特别焦虑，不要因为孩子会生病，而不让孩子去托幼机构过集体生活。

希望我们的宝宝们都能健康茁壮成长，希望我们的家长们都能以平常心、科学理性对待宝宝的生病问题。

宝宝意外伤害

据世界卫生组织（WHO）统计，全球每年大概有九十万儿童死于意外伤害，这是0到14岁儿童中死亡率最高的原因。而从意外伤害主要发生的地点来看，超过50%发生在家中，还有学校、街道以及一些其他地方。所以说家庭中意外伤害发生率是非常高的。这主要是孩子对意外伤害事故没有评估，他/她对世界是充满探索欲的，是想要去摸索世界的。他/她不知道有伤害，所以可能会进入伤害的事故中。

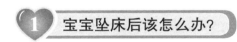

婴儿最常见的意外伤害事故是什么？应该就是跌落伤，最常见的就是坠床。家长们需要学习的是如何避免坠床，如果坠床后家长又该如何处理？

随着宝宝会翻身、会爬、会扶站、会走，孩子从床上摔下的概率就高了很多。因此，照看宝宝时，成人理论上时刻都不能离开。但是在我们一个转身，上个厕所，开门拿个快递等等情况下，还是很可能出现孩子坠床的意外。大部分的坠床意外都是轻

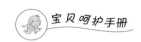

微的跌落伤，处理时建议原地观察5分钟，不要随意移动孩子，不要摇晃孩子，注意观察孩子的精神状态、意识状态，是否有流血、骨折，如有异常，建议立即去医院。爸爸妈妈们通常会描述，宝宝摔下后立刻大哭了，这时哭是很正常的表现。宝宝自己也被吓坏了，而且跌落毕竟有疼痛感，哭不是严重程度的判断方式。通常哭几分钟后有家长的安抚，宝宝还是可以安静下来的。随后观察宝宝的精神状态，与之前基本差不多就没什么大问题。如果特别闹腾或者老是睡觉，就表示精神状态异常。如果没有异常，孩子没有外伤、骨折，那么请家长们继续观察孩子48小时精神状态，如果出现精神萎靡、激惹、头痛、恶心、呕吐、步态不稳、口齿不清等情况，建议立即去医院就诊。因为颅脑外伤有时会有延迟现象，比如迟发性颅内出血等。如果48小时没有异常，基本上本次坠床没有太大的问题。如果头部有流血，用干净纱布或者毛巾按压止血，起码按压5～10分钟，同时建议医院就诊。如果头部撞出个肿胀的包块，但没有出血，可以冷敷局部

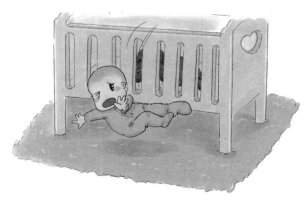

宝宝坠床

20分钟，48小时内都需要冷敷消肿，48小时后才可以热敷。严重的坠床发生后，则建议立即拨打120，同时进行心肺复苏。那么有必要一发生坠床就去医院吗？我想去过的家长肯定也知道，医生会建议做个头颅CT看一下，当然这么做很保险，但相对也比较折腾孩子。如果能掌握以上的评估方法，可以居家观察，有必要时再进一步就诊。

如何预防宝宝坠床发生呢？首先使用婴儿床应该安装防护围栏。其次床周边尽量不要放置可以攀爬的凳子等东西。另外，作为预防措施可以在床的周边地板上铺上地毯或者地垫。最重要的是尽量不要让孩子一个人在一个房间，注意看护。

有些事只要父母多做些预防措施，就可以避免。所以希望爸爸妈妈们都能预防在前，尽量避免宝宝坠床。一旦发生坠床，父母一定要镇静，准确评估孩子，减少不必要的就医体验。

❤2 宝宝在家会溺水吗？

很多爸爸妈妈们可能会说，我们家又没有游泳池，怎么可能发生小孩子溺水呢？其实Dr马工作这么多年，曾经在急诊和ICU就真的遇见过家庭溺水事件的孩子。所以防患于未然，养育孩子的路上堪比打怪，很多事情都很不容易，需要各种小心和细心。其实水对于孩子来说，只要超过5 cm的水就有可能发生溺水的风险。当孩子溺水两分钟以后，就会出现意识的丧失，四到六分钟以后神经系统就会遭受不可逆的脑损伤。而这些情况到底是怎么出现的呢？二三岁的孩子，对于水都是非常感兴趣的。一

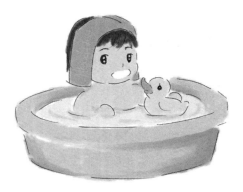

宝宝洗澡

个人在脸盆中玩水，就是脸盆里放了一盆水，自己站着在玩水，然后玩着玩着，他/她把自己的头放进盆里看看里面是什么，然后就可以出现溺水。或者是浴缸中一个人泡澡玩水，也可能出现这种意外。这些都是一个个鲜活的案例，都曾经在医院中遇到过。

溺水以后怎么办呢？有一阵子网络上比较红的溺水以后的控水，把水倒出来的一个图。这样对吗？实际上儿科专家们都说这张图是错误的，因为这样的话只会造成孩子的损伤更严重，并没有对他有一个急救保护的作用。当我们发现孩子溺水，叫他没有什么反应没有呼吸的时候，我们要立即给他进行基础生命支持，就是所谓的心肺复苏，在进行心肺复苏前，一般先进行5次的人工呼吸。之后再按每30次心脏按压随后给予2次人工呼吸的比例来进行心肺复苏。如果孩子当时是有意识的，叫他是有反应的，有呼吸心跳的，应尽可能让孩子侧躺着。因为当他有呕吐的时候，这样就不容易由于胃内容物的呕吐呛入气管里面造成危险。这时候拨打120急救电话等待救援人员到来。

怎样保护我们的宝宝在家中免遭溺水？首先是宝宝要在家长的看护下进行洗脸洗澡以及玩水。因为玩水是孩子的天性，他从小对水会有好奇心，他对危险意识的评估不足。所以对于他来说，他会喜欢玩水，因为这个是他的一个玩具，但是对于家长来说一定要看护下洗脸洗澡玩水，才会避免意外的溺水事故。第二就是家里面不要有盆积着水，比如浴缸里面装满水，或者是脸盆里面装水。其实有一些家庭可能会把用过的水积着用来冲厕所。可以吗？可以，但你一定要确保放在孩子碰不到的地方。比如说如果脸盆里积了水，你放在卫生间里，卫生间的门要随时随地锁上。因为孩子如果开始玩水了，如果万一他头朝下跌倒在脸盆里面，就有可能发生溺水的事件。保持卫生间和厨房门的关闭，马桶盖子是闭合的状态，因为有一些小孩，特别是非常小的孩子，他连马桶里的水也要玩。对于他来说这就是"水"玩具，他也评估不了这是一个不能玩的水，还是能玩的水。对他来说这个危害性跟刚才所说的脸盆里的水，浴缸里面的水是一样的。

有些事只要父母多做些预防措施，就可以避免。所以希望爸爸妈妈们都能预防在前，尽量避免孩子的意外伤害。

③ 家庭意外伤害之异物窒息

异物窒息其实在儿童专科医院来讲，基本上每天都能见到。纽扣、坚果、硬币、纽扣电池等这些异物吞入，Dr马都在现实医疗工作中见到过。其实最常见的是硬币，硬币一角的、五角的、一元的我都见到，受伤害的孩子的年龄不光是二三岁的幼儿，甚至八九岁的孩子都能见到。大孩子你问他，为什么吃了硬币？他说好玩啊，我一抛用嘴巴接住，接住的时候滑进去了。这种非常多见。而纽扣，特别是在上衣肩颈部位装饰用的纽扣，小年龄的孩子扯着玩，用嘴咬，咬下来以后就直接吞下去。所以说危险是

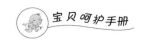

处处存在的，那么我们怎么来处理，以及怎么预防呢？

异物如果经嘴巴进入，那么有两个途径，正常吃下去是通过食道进入了胃肠道，另一个途径则是进入气道。其实当孩子将异物吞入了食道进入了胃肠道，我们不需要马上催吐，因为你只要判断异物有没有进入气道，进入气道是相当危险的。如果进入消化道，暂时不要去催吐，不要设法用一些手段把它弄出来，因为不仅弄不出来，还可能会造成二次危险。这个时候如果进入消化道的话，建议直接去医院进行后续的诊断、治疗。

如果误入食道的时候，不要马上喝任何液体，吃任何固体。因为有的家长会说，我们吃一点东西让它下去，让它排出来。然而有的东西可能它到一个部位会卡住下不去的，所以你不要让宝宝进食直接去医院就诊。比如硬币，有的小孩确实吃下去以后可以自己排出来，有的它在胃里面，胃里面有大弯小弯，这些有的地方局部比较小，它就很容易卡在局部下不去。这个时候可能要通过胃镜把硬币取出来。

但是如果进入气道中是会立刻发生危险的，有的孩子会咳嗽、吞咽困难，有的孩子会自己抓喉咙口出现咳又咳不出来的样子。这个时候我们可以初步的判断，可能有异物堵在了气道中。如果异物很大，完全堵住气道的话，这个时候其实是不能咳嗽的，他就自己双手卡住脖子咳又咳不出来的样子，并且呼吸会比较快，这个时候要立即抢救不能耽误。海姆立克急救法是可以在家中展开急救的方式。在急救的同时赶紧打120等待专业急救。

那么怎样来预防异物窒息呢？首先，就是给孩子的食物都切成符合年龄的小块，5岁以下儿童都不应该进食细小、圆形的硬物，比如花生米、瓜子、坚果、带核的枣子等。第二，建议购买符合孩子年龄的玩具，每一样玩具买回来以后要自己先检查一遍看看有没有小部件会造成风险。轻易能够把零部件拆下的玩具不建议给年龄小的孩子玩，因为孩子有可能会放进嘴巴、塞进鼻子、塞进耳朵，这些都是会有异物堵塞的风险。第三，不要在孩子吃饭的时候逗孩子，不要在吃饭的时候看电子产品，因为有时候看到开心的时候他哈哈大笑一下，就把吃在嘴里的一些小东西直接呛到了气道里面造成了威胁。曾经遇见过1岁多的小宝宝，喝黄鳝骨头汤的时候大笑了一下，把一个非常非常细小的骨头卡到气道里面。并且当时没有发现有异物呛入。只是由于此后孩子出现反复的咳喘，后来拍了一个胸部CT，发现他的主支气管的边上有一个骨头卡在里面，所以造成他慢性的炎症以及反复的咳喘。

每一个孩子都是父母的小天使，父母作为监护人身上背负着对孩子不可推卸的责任。让我们多做一点防护，就可以少一分后悔和内疚。愿所有的宝宝们都能健康成长！

参考文献

［1］ 葛坚.眼科学［M］.2版.北京：人民卫生出版社，2010.

［2］ 江载芳，申昆玲，沈颖.诸福棠实用儿科学［M］.8版.北京：人民卫生出版社，2015.

［3］ 丽贝卡·曼内，帕特里夏·J.马腾斯，玛莎·沃克.泌乳顾问核心课程（第三版）［M］.懿英教育，译.上海：世界图书出版公司，2018.

［4］ UpToDate临床顾问 www.uptodate.cn.

［5］ 美国儿科学会 www.aap.org.

［6］ 任钰雯，高海凤.母乳喂养理论与实践［M］.北京：人民卫生出版社，2018.

［7］ 沈铿，马丁.妇产科学［M］.3版.北京：人民卫生出版社，2015.

［8］ 世界卫生组织官网 www.who.int.

［9］ 王宁利，李仕明.儿童青少年防控近视系列手册（幼儿园篇、小学生篇、初中生篇和高中生篇）［M］.北京：人民卫生出版社，2021.

［10］ 游川.怀孕分娩新生儿——医生最想告诉您的那些事［M］.北京：北京科学技术出版社，2018.

［11］ 中国疾病预防控制中心营养与食品安全所.中国食物成分表［M］.

2版.北京：北京大学医学出版社，2009.

［12］中国营养学会.中国居民膳食营养素参考摄入量（2013版）［M］.
北京：科学出版社，2014.

［13］中国营养学会.中国居民膳食指南2016［M］.北京：人民卫生出
版社，2016.

［14］中华医学会眼科学分会斜视与小儿眼科学组.弱视诊断专家共识
（2011年）［J］.中华眼科杂志，2011，47（8）：768.

［15］American Academy of Ophthalmology Pediatric Ophthalmology/
Strabismus Panel. Preferred Practice Pattern Guidelines. Amblyopia.
American Academy of Ophthalmology, San Francisco, CA: American
Academy of Ophthalmology, 2012.

［16］Boothe RG, Dobson V, Teller DY. Postnatal Development of Vision in
Human and Nonhuman primates. *Annu Rev Neurosci* 1985, 8: 495.

［17］Ling B. Genetic study of sustained fixation and associate behavior in
the human infant from birth to six months. *J Genet Psychol* 1942, 61:
227.

［18］Saudubray JM, Chappentier C. Clinical phenotypes: Diagnosis/
algorithms. In: Metabolic and Molecular Bases of Inherited Disease,
8th ed, Scriver CR, Beaudet AL, Sly WS, Valled D (Eds), McGraw-
Hill, New York, 2001: 1327.

［19］Shamis DI. Collecting the "facts": Vision assessment techniques:
Perils and pitfalls. Am Orthopt J 1996, 46: 7.

后　记

　　读过医学的人都听过一句话"有时治愈，常常帮助，总是安慰"，这是长眠在纽约东北部的撒拉纳克湖畔的特鲁多医生的墓志铭。其实在医学院读书的时候，Dr马可能也只是懵懵懂懂，但是行医10多年后再来看这个墓志铭就有了非常深厚的理解。医学是一门不断发展不断进步的科学，精湛的医技和充足的知识储备是必须的。但是很多时候也许患者或者家属需要得到的仅仅是帮助和安慰，并不是只想得到一个"是"与"否"的答案，这时候我们能做的是什么呢？

　　在网络高速发展的时代，我们可以快速搜寻到需要的一些信息，在这些纷杂的信息中如何筛选可靠的信息呢？也许这是这个时代留给我们医务工作者的一个新任务，健康科普。或许知识不断地更新迭代，在5年或者10年后，有些观点会有所改变。但我们希望跟随我们一起成长的准爸爸准妈妈成为爸爸妈妈后，也在不断地吸收正确的科普知识，成为靠谱的监护人。孕育宝宝，陪伴宝宝，看到他（她）的健康成长，是每一个家庭的心愿，也是我们共同的心愿！

　　当我们学习到了一些科普知识，了解到了一些常识问题，就能放松心态来孕育小生命。本来，这个过程就是一个很值得好好珍惜和感到幸福的时刻，并不该在焦虑和彷徨中度过。这可能也是我们希望有这本书的真正原因。最后，感谢关注我们的（准）爸爸（准）妈妈们，希望未来你们想起这段美丽的孕育之旅时，也能有我们Dr天秤妈妈的身影！

Dr天秤妈妈　马医生